Peter Butenuth

WOHLFÜHLORT WALD

Besondere Auszeiten für Körper, Geist und Seele

Peter Butenuth

Wohlfühlort Wald

Besondere Auszeiten für Körper, Geist und Seele

Francke

MIX
Papier aus verantwortungsvollen Quellen
FSC® C014138

Bibliografische Information der Deutschen Nationalbibliothek
Die Deutsche Nationalbibliothek verzeichnet diese Publikation in der Deutschen Nationalbibliografie; detaillierte bibliografische Daten sind im Internet über http://dnb.dnb.de abrufbar.

ISBN 978-3-96362-361-5

35037 Marburg an der Lahn
Umschlagbild: © stock.adobe.com / Subbotina Anna;
© rawpixel.com / Freepik
Umschlaggestaltung: Francke-Buch GmbH / Marion Schramm
Bilder im Innenteil: Peter Butenuth,
Inmagine Lab Pte. Ltd („123RF“), Pixabay, Adobe Stock
Satz: Francke-Buch GmbH
Printed in Czech Republic

www.francke-buch.de

Inhalt

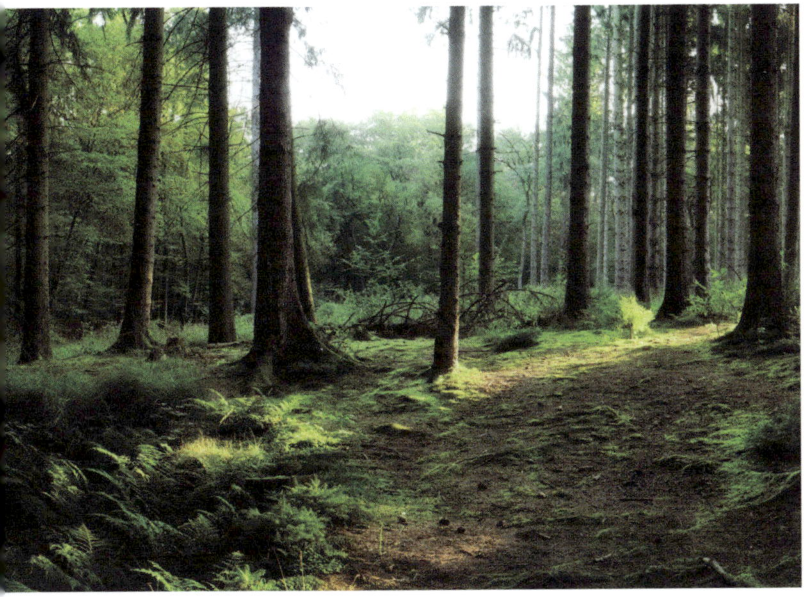

»Ich ging nur für einen kurzen Spaziergang in den Wald und beschloss schließlich, bis zum Sonnenuntergang draußen zu bleiben. Denn ich stellte fest, dass das Nach-draußen-Gehen eigentlich ein Nach-innen-Gehen war.«

John Muir

Vorwort

Wohlfühlort Wald – auch wenn ich es damals noch nicht so gut in Worte fassen konnte, war und ist der Wald bereits seit meiner Kindheit ein echter Wohlfühlort für mich. Das ist insofern etwas Besonderes, da ich in West-Berlin aufgewachsen bin, einer bis 1989 geteilten und von einer Mauer umgebenen Großstadt, deren Wälder eher Parks mit viel zu vielen Besuchern waren.

Allerdings fuhren meine Eltern bei jeder Gelegenheit zu Wochenendausflügen in den Harz, das Fichtelgebirge oder den Bayerischen Wald, wo ich mir zumeist selbst überlassen war und den ganzen Tag in den Wäldern rund um das jeweilige Hotel oder die Pension herumtobte. Abenteuerspielplatz pur: Dort wurde ich zum Waldläufer, Trapper, Indianer oder Waldabenteurer; der Wald war wie ein zweites Zuhause für mich. Ich kann mich nicht daran erinnern, jemals Angst im Wald gehabt zu haben, wenn ich allein unterwegs war. Im Gegenteil: Bei Klassenfahrten in den Harz war mein Lieblingsspiel das nächtliche »Verstecken im Wald«. Dabei wurden zwei Gruppen gebildet, eine Suchtruppe und eine, die sich im nahen Wald verstecken sollte. Ich lief meistens am tiefsten von allen Kindern in den Wald und versteckte mich unter den Zweigen einer Tanne oder in einem Gebüsch. Ich erinnere mich bis heute an das tiefe Gefühl der Geborgenheit und die Enttäuschung, wenn der Lehrer nach Ablauf einer festgelegten Zeit alle bis dahin nicht gefundenen Schüler aus ihren Verstecken zurückrief. Am liebsten hätte ich wohl die ganze Nacht dort verbracht.

Als ich nach meiner Ausbildung von Westberlin nach Hessen zog, hatte die Freiheit, jederzeit in die nahen Wälder gehen zu können, mehr Bedeutung für mich als meine damit verbundenen beruflichen Erfolge. Später habe ich dann Stück für Stück nicht nur das Naturerlebnis, sondern auch die besondere Heilkraft des Waldes für mich entdecken dürfen.

Die Wahrnehmung des besonderen Geruchs, der plötzlichen Stille, wenn man einen Wald betritt, des Zaubers bei Übernachtungen in der Natur und das gute Gefühl der Verbundenheit mit der Schöpfung sind bei mir bis heute unverändert. Wenn es eine »Visitenkarte meines Herzens« geben würde, stünde als Jobbezeichnung vermutlich »Waldliebhaber« oder »Waldläufer« darauf.

Vielleicht kann ich mit meinem Buch dazu beitragen, dass auch du »waldverliebt« wirst und die Welt der Bäume und die heilende Wirkung des Waldes für dich entdeckst. Viel Spaß dabei!

Peter Butenuth

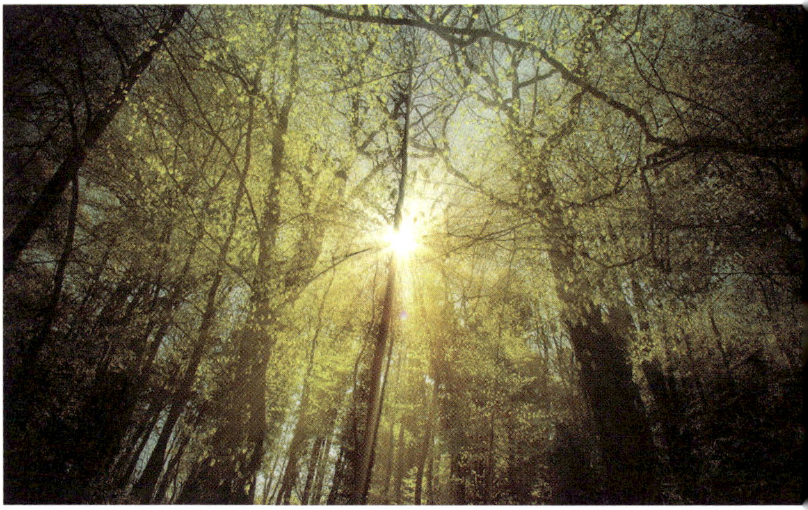

Was ich dir wünsche ...

»Wenn man in einen Wald eintritt, so ist es,
als trete man in das Innere einer Seele.«

Paul Claudel, franz. Dichter

Vielleicht ging es dir auch schon so: Freunde, aber auch Teilnehmer meiner Wald-Workshops beschreiben den ersten Moment, in dem sie am Wochenende oder nach einem stressigen Arbeitstag den Wald betreten, wie das Öffnen einer Tür. Sie haben das Gefühl, einen »Raum der Natur« zu betreten, und genießen diesen Übergang in eine ganz besondere Atmosphäre. Der bekannte Maler und Bildhauer Anselm Kiefer hat in einem Interview dafür sehr schöne Worte gefunden:

»Ich bin in einem Wald aufgewachsen. Er ist wie ein Zimmer. Er ist geschützt. Wie eine Kathedrale ... – er ist ein Ort zwischen Himmel und Erde.«

Ich empfinde es ähnlich – wenn ich in die Wälder gehe, ist das wie ein »Nach-Hause-Kommen« und ich nehme den Wald oft als einen geschützten Raum wahr, als eine eigene Welt. Aber im Laufe der Jahre ist er für mich weit über diesen einen Raum für Erholung oder Abenteuer hinausgewachsen:

»Der Wald ist ein Haus mit vielen unterschiedlichen Räumen,
die alle nur darauf warten, von dir entdeckt zu werden.«

Wenn du in den Wald gehst, schließt du die Tür deines Büros oder deiner Wohnung hinter dir und öffnest damit gleichzeitig eine neue Tür: dein ganz persönliches Tor in den Wald und in die Natur.

Ich möchte dich mit meinem Buch einladen, die vielen wunderbaren Räume in deinem »Haus des Waldes« zu entdecken und zu betreten. Zuerst den Raum der Bäume, der Natur und dann vielleicht den Raum der Heilung, deinen Raum der Stille und inneren Ruhe, den Raum der Schöpfung und Spiritualität, den Raum der Abenteuer oder mit deiner Familie das Kinder-Spielzimmer. Und wer weiß, welche versteckten Räume noch so auf dich warten …

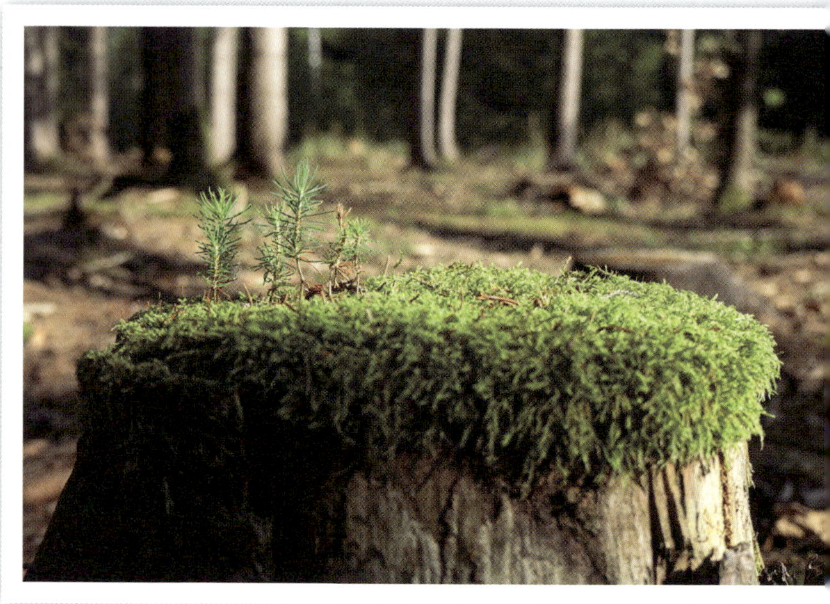

Im Wald unterwegs zu sein, ist deine Eintrittskarte zu einer wohltuenden Entdeckungsreise für Körper, Geist und Seele. Und in diesem Sinne wünsche ich dir,

... dass der Wald auch für dich ein ganz besonderer Ort wird, an dem du Stille, innere Ruhe, Kraft und Abenteuer findest.

... dass du eine tiefe und engere Beziehung zum Wald und der Natur aufbaust und dort besondere Glücksmomente erlebst.

... dass du die Schönheit und Vielfalt der Schöpfung siehst und dazu beitragen möchtest, sie zu bewahren und zu schützen.

... dass du die außergewöhnliche Heilkraft des Waldes für Körper, Geist und Seele an dir selbst erlebst.

Über den Wald – eine Einladung, den Wald (neu) zu entdecken …

»Ich bin immer wieder erstaunt über einen Wald. Er macht mir klar, dass die Fantasie der Natur viel größer ist als meine eigene Fantasie. Ich muss noch einiges lernen.«

Günter Grass

Wir alle verspüren eine tiefe Sehnsucht nach der Natur

Sehnst du dich nicht auch manchmal danach? Nach dem Spüren, Fühlen und Verbinden mit der Natur und der Schöpfung? Damit bist du nicht allein, unsere Sehnsucht nach der Natur erlebt nicht erst seit der Corona-Pandemie einen echten Boom, sondern immer mehr Menschen suchen im Wald nach Naturerfahrung und genießen die schlichte Einfachheit eines Waldspaziergangs.

Der Wald ist ein starkes Symbol für das Leben und steht für Schönheit und natürliche Umwelt. Er dient uns als Rückzugsraum und ist ein Ort der Begegnung mit sich selbst. Im Wald erlebst du die ständige Wandlung der Natur und entwickelst ein tieferes Verständnis für den Lauf der Jahreszeiten.

Für viele von uns ist der Wald aber auch ein Wohlfühlort. Wir schätzen es, einmal anders als im Alltag von Bäumen umgeben zu sein, anstatt im dichten Gedränge mit unseren Mitmenschen zu stehen. Wir fühlen und empfinden die Schönheit des

Waldes, es geht uns innerlich entsprechend gut. Vielleicht haben wir aber auch das tiefe Empfinden, im und mit dem Wald verwurzelt zu sein. Eins zu sein mit der Natur, mit der Schöpfung.

Wenn man in der Geschichte unserer menschlichen Zivilisation zurückgeht, erkennt man schnell, dass wir Menschen lange Zeit bestens ohne eine genaue Zeitmessung gelebt haben. Früher haben wir uns nach dem Rhythmus der Natur gerichtet, sind mit Sonnenaufgang aufgestanden und haben uns bei Sonnenuntergang zum Schlafen niedergelegt. Alles, was wir als Bauern oder Handwerker schaffen mussten, wurde problemlos in der Zeit dazwischen erledigt. Heute steuern und verwalten wir unsere Zeit über Uhren, Handys, ausgeklügelte Time-Manager und Online-Terminplaner, aber trotzdem läuft uns die Zeit regelrecht davon. Wir lassen unser Leben von einer angezeigten oder vorgeschriebenen Uhrzeit bestimmen und hetzen durch unsere Tage und Wochen. Schnell noch eine Mail schreiben, das nächste Meeting wartet schon, die endlose To-do-Liste ist noch nicht einmal begonnen, den Kaffee und das Brötchen genießen wir nicht mehr in einer echten Pause, sondern verzehren es lieblos als »To-go-Produkt«. Ein Burn-out ist nicht mehr die Ausnahme, sondern fast schon die Regel. Früher haben wir uns über die angebliche »mañana, mañana«-Trägheit (morgen, morgen) südländischer Handwerker lustig gemacht, heute sehnen wir uns danach, endlich einmal Dinge auf morgen verschieben zu können. Insbesondere in dieser Hinsicht bietet dir der Wald eine wichtige Hilfestellung und Alternative zur dringend notwendigen Entschleunigung.

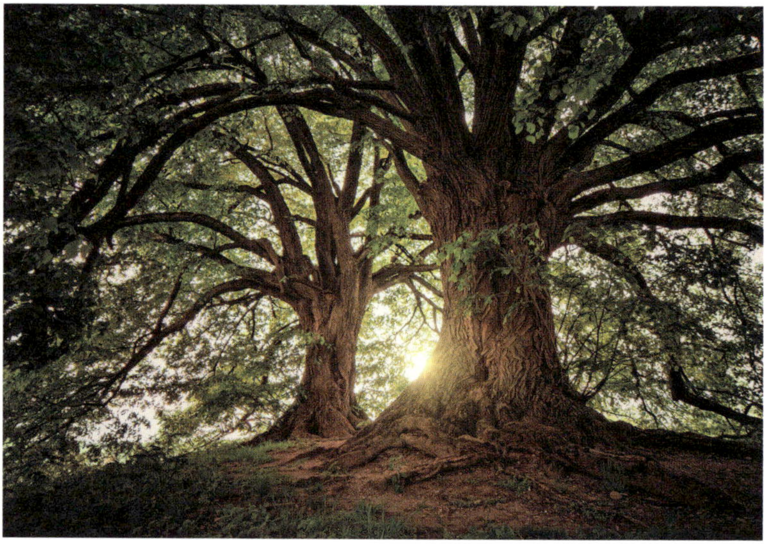

Die Spiritualität gehört für uns Menschen eigentlich zum Alltag und auch der Mönch Franz von Assisi fühlte sich mit den Pflanzen und Tieren verbunden und nahm die Erde für sich als Mutter wahr; ähnlich wie Papst Franziskus, der dazu aufrief, im Sinne von ökologischer Spiritualität solidarisch und in natürlichem Gleichgewicht mit allen Lebewesen zu leben. Ich höre auch immer wieder den Begriff »wie eine Kathedrale der Natur« im Zusammenhang mit einem besonders schönen und beeindruckenden Wald. Es liegt nahe, dass die hoch aufragenden Stämme von Buchenwäldern und die darüberliegenden beeindruckenden Kronen der Bäume in Verbindung mit der Stille des Waldes ein Vorbild für mittelalterliche Kathedralen gewesen sein könnten.

Der Wald ist nicht einfach eine x-beliebige Menge an verwertbarem Holz, sondern ein Stück Leben und Freude pur. Der Wald signalisiert uns etwas Schönes, schenkt uns besondere Wahrnehmungen und ist mit positiven Erinnerungen verbunden. Ich höre häufig von Seminarteilnehmern, dass sie das gute Gefühl haben, nach ihrem Ankommen regelrecht in den Wald »einzutauchen«. Sie genießen bei diesem Eintauchen die Grün- und Brauntöne des Waldes in den vielen Hundert Schattierungen, nehmen das Sprießen der jungen Pflanzen im Frühling wahr, genießen die Kühle im heißen Sommer oder die Farbenexplosion der Blätter im Herbst. Vor allem aber empfinden alle eine Art Heimkommen, eine tiefe Geborgenheit in der Stille des Waldes.

Wir brauchen das Grün des Waldes – davon bin ich absolut überzeugt. Untersuchungen haben ergeben, dass Grünpflanzen im Büro und in der Wohnung zum Wohlbefinden und Stressabbau beitragen. Aber auch ein Foto von deinem Lieblingsplatz im Wald kann positive Empfindungen hervorrufen und zu einer besseren Stress-Resilienz beitragen.

Der Wald wartet auf dich, du brauchst die Einladung nur anzunehmen …

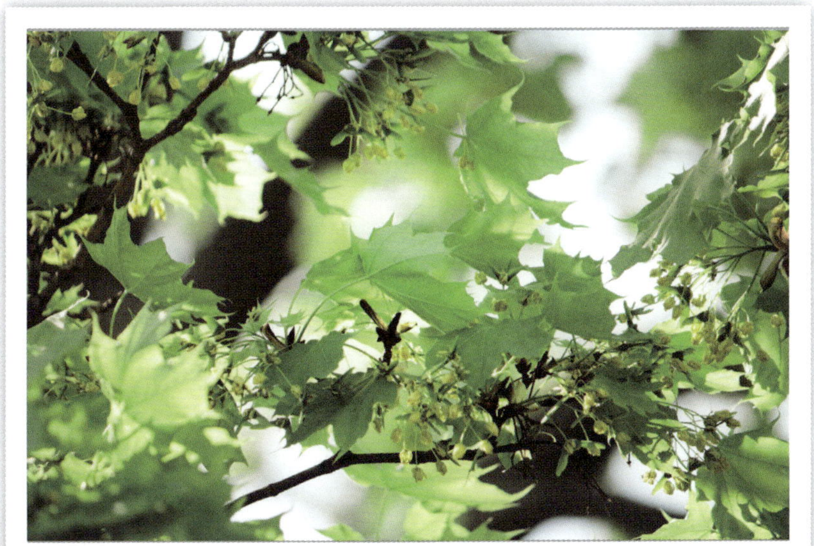

Warum der Wald für uns alle so wichtig ist

»Eine Nation, die ihre Böden und Wälder zerstört, zerstört sich selbst. Die Wälder sind die Lungen unseres Landes, sie reinigen die Luft und geben den Menschen neue Kraft.«

Franklin D. Roosevelt, 1882-1945, amerik. Präsident

Wenn du dich bewusst darauf einlässt, den Wald nicht nur für kleine Auszeiten zu nutzen, sondern ihn Stück für Stück als einen wichtigen Lebensraum entdeckst, wirst du vielleicht wie ich vom »Wald-Liebhaber« zum »Wald-Beschützer«.

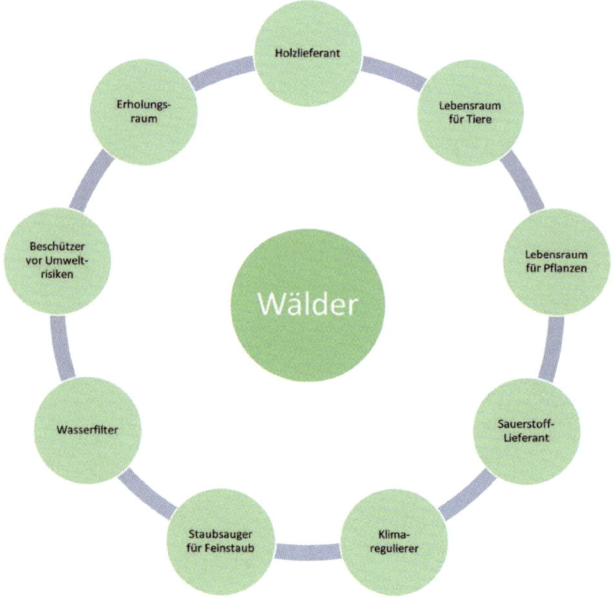

Etwas oder jemanden zu lieben, bringt auch eine besondere Nähe und einen Prozess des Kennenlernens mit sich: Wir schützen das, was wir lieben. Ohne den Wald könnten wir nicht existieren, aber er ist weit mehr als nur die Lunge unserer Erde, Holzlieferant oder Erholungszentrum.

Der Wald ist ein Wunderwerk der Schöpfung, ohne ihn wäre unser Leben nicht vorstellbar:

Es beginnt mit den Bäumen, die für uns die Luft produzieren, die wir atmen. Bei der sogenannten Fotosynthese nutzt der Baum Licht, Wasser und Kohlendioxid und setzt diese in Glucose und Sauerstoff um. Zwar benötigt auch ein Baum Sauerstoff, produziert aber weit mehr, als er verbraucht. Ein gesunder, älterer Laubbaum schenkt uns täglich genug Sauerstoff für 15-20 Menschen.

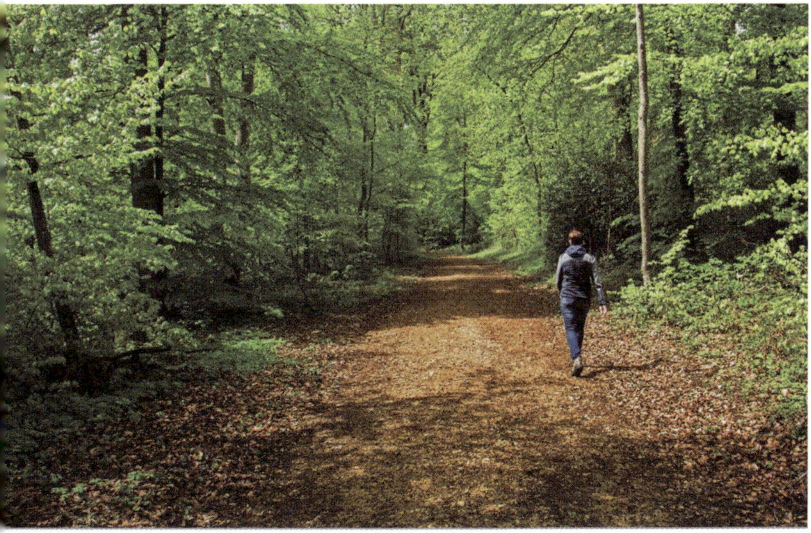

Ohne den Wald kollabiert unser Klima. Rund 31 % unserer Erdoberfläche bestehen aus Wald, der Kohlenstoff speichert und das Klima reguliert. Ein Hektar Wald bindet ca. 10 Tonnen des Treibhausgases Kohlendioxid und deshalb stellt jeder Wald für uns einen gigantischen Kohlenstoffspeicher dar. Insbesondere die Abholzung der tropischen Regenwälder führt aber leider dazu, dass durch den stetigen Verlust von Waldflächen immer mehr Kohlenstoff in die Atmosphäre eindringt. Die Folgen sind Klimaerwärmung und Waldsterben.

Der Wald ist ein jederzeit verfügbarer Erholungsort, der uns zudem kostenlos zur Verfügung steht.
Wälder werden für uns Menschen immer mehr zu einem Erholungsort vom Alltag und dienen uns als Ausgleich gegen Stress und Überlastung. Eine der wenigen positiven Folgen der Corona-Pandemie war, dass die stadtnahen Wälder vermehrt besucht wurden und sich auch die Dauer des Waldaufenthaltes verlängerte. Viele haben das sogenannte Waldbaden für sich entdeckt oder nutzen den Wald mittlerweile verstärkt für Aktivitäten wie Spazierengehen, Joggen, Wandern, Radfahren oder als natürlichen Abenteuerspielplatz mit ihren Kindern.

Der Wald ist ein wichtiger Rohstofflieferant und Arbeitgeber. Holz war und ist unverändert ein wichtiger und begehrter Rohstoff: Es dient als Baumaterial ebenso wie als Energieträger und ist Grundlage für Papier und die Herstellung von Möbeln. In Deutschland ist Holz der wichtigste heimische Rohstoff und erwirtschaftet einen Jahresumsatz von fast 190 Milliarden Euro. In unserem auf dem Rohstoff Holz aufbauenden Wirtschaftssektor sind insbesondere im ländlichen Raum rund 1,2 Millionen Arbeitskräfte angestellt.

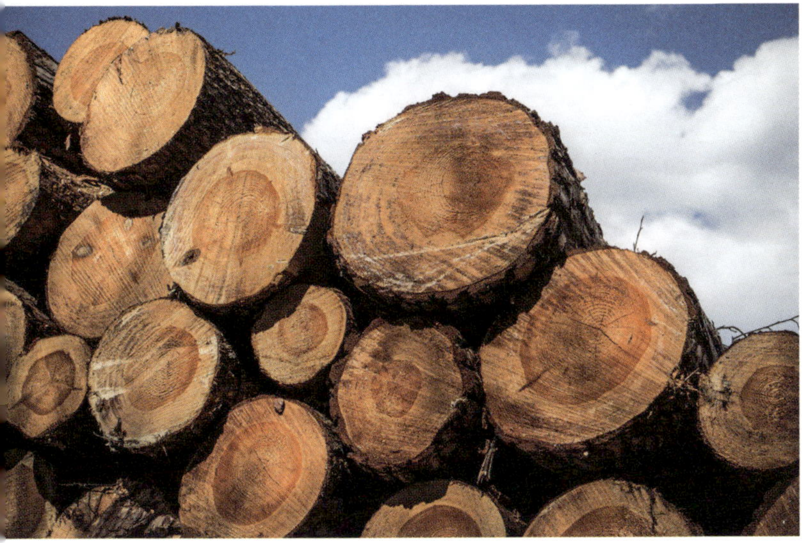

Der Wald ist der wichtigste Lebensraum für viele Pflanzen und Tiere. Der Wald ist das Zuhause für viele Tierarten wie beispielsweise Rehe, Vögel, Füchse oder Eichhörnchen, die hier geschützt leben können. Es gibt keinen anderen Lebensraum, der wie der Wald eine derart hohe Artenvielfalt beherbergt. In mitteleuropäischen Buchenwäldern kommen ungefähr 4.000 Pflanzen und Pilzarten sowie rund 5.000 bis 6.000 Tierarten vor! Damit sind die Wälder der Erde auch ein wichtiger Garant für den Erhalt der Artenvielfalt: Über 70 % aller bekannten Tier- und Pflanzenarten außerhalb der Ozeane finden im Wald Nahrung und Lebensraum.

Leider sind die Waldflächen in den letzten 50 Jahren stark zurückgegangen, was zu einer starken Verminderung des Artenbestandes und insbesondere der Waldwirbeltiere geführt hat.

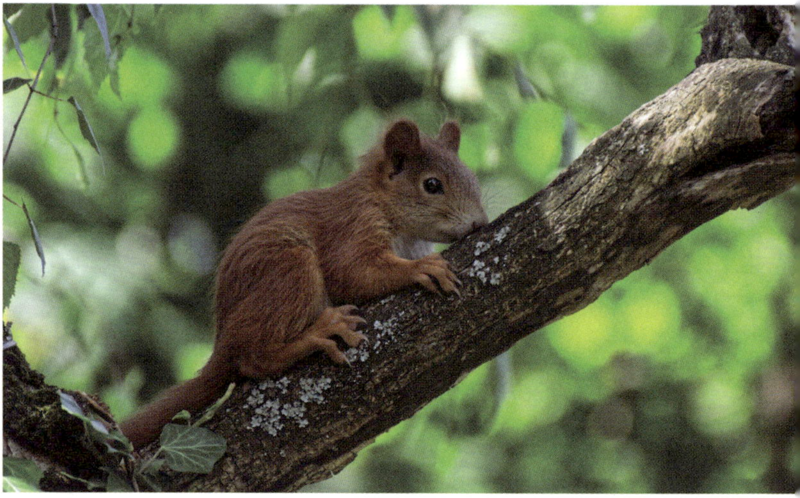

Der Wald ist gleichzeitig Wasserfilter und Staubsauger. Bäume spielen bei der Aufnahme von Regenwasser eine wichtige Rolle und verhindern Naturkatastrophen wie Überschwemmungen und Erdrutsche. Die Wurzelsysteme entfernen wie ein Filter viele Schadstoffe und verlangsamen die Wasseraufnahme des Bodens. So mindert jeder einzelne Baum das Risiko von Erosion und Überflutung. Die Wurzeln des Baumes nehmen Wasser und gelöste Mineralstoffe aus dem Boden auf und transportieren es durch das gesamte System des Baumes, also über den Stamm in die einzelnen Zweige und Blätter. So entsteht ein stetiger Wasserstrom, bei dem die Blätter in ihrer Gesamtheit als eine riesige Verdunstungsanlage dienen. Dieses verdunstete Wasser fällt dann als gereinigter Niederschlag auf die Erde und kann erneut durch die Wurzeln der Bäume aufgenommen werden. Auf diese Weise filtern sie das Wasser im Boden und entfernen Gifte und Verunreinigungen aus unserem Grundwasser.

Ebenso wichtig ist, dass die Luftzirkulation durch die Bäume abgebremst wird und ihre Nadeln und Blätter dabei den Feinstaub aus der Luft herausfiltern.

Der Wald schützt uns vor Umweltrisiken. Unsere Wälder sind ein wichtiger Schutz vor Hochwasser, Bodenerosion, Lawinen und Sturm. Im Wurzelbereich der Bäume funktioniert der Waldboden wie eine Art Schwamm, der Wasser und Feuchtigkeit schnell und effektiv aufsaugt und so das Wasser langsamer fließen lässt bzw. Hochwasser verhindert. Durch ihre starken Wurzeln sorgen die Bäume zusätzlich dafür, dass Erde an ihrem Platz bleibt und nicht in Massen davonrutscht. Gleichzeitig dienen die Wälder als Schutzschild gegen Steinschlag, Lawinen und starken Wind.

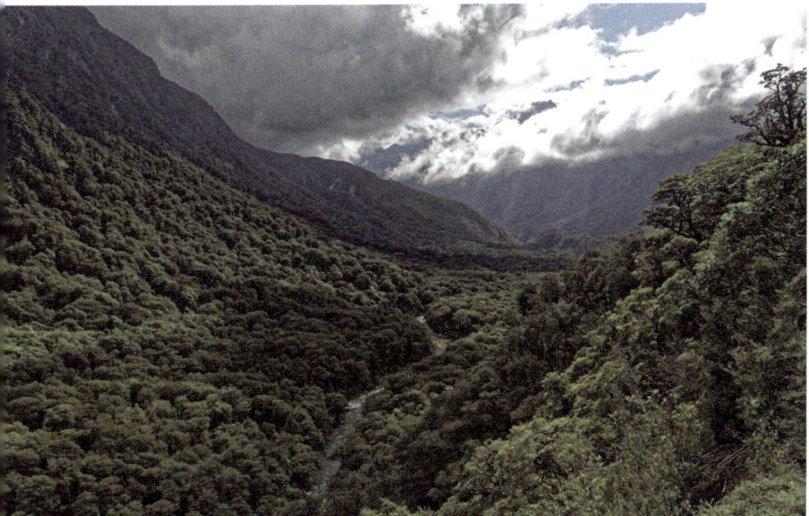

Raum der Bäume – 1. Teil

»Zum Glück gibt es immer wieder Bäume am Rande unserer Lebensstraße, in deren Schatten wir ausruhen können.«

Karl Miziolek

Wenn du einen Wald betrittst, siehst du als Erstes ... – natürlich: Bäume. Insofern lass uns mit dem »Raum der Bäume« beginnen, gerne möchte ich dich in diesem Kapitel für die unterschiedlichen Bäume in unseren Wäldern begeistern.

Obwohl ich seit meiner Kindheit Wald-Fan bin, habe ich mich lange davor gedrückt, etwas über die Besonderheiten und Unterschiede der Baumarten zu erfahren. Mir genügte das Wissen, dass es Laub- und Nadelbäume gibt, wie wunderschön sich die Blätter im Herbst verfärben und dass der Wald der schönste Abenteuerspielplatz der Welt ist. Die üblichen Naturführer waren mir zu langweilig und ich hatte auch keine Lust, ständig ein Buch mit in den Wald zu nehmen, nur um anhand der Blätter oder Rinden verschiedene Bäume unterscheiden zu können.

Das änderte sich bei einem zufälligen Gespräch mit einem Förster. Er gab mir den Tipp, nicht wie in einer Schule quasi unter Zwang etwas über den Wald und die Bäume auswendig lernen zu wollen, sondern es als eine Enddeckungsreise, als ein spannendes Forschungsprojekt zu verstehen: jeden Baum, jede Pflanze im Wald einzeln für sich wertzuschätzen und so wie einen neuen Bekannten oder Freund im Leben sukzessive besser kennenzulernen und zu verstehen. Diese Herangehensweise kann ich dir auch empfehlen: Beginn mit einem oder zwei Bäumen und begib dich auf deine persönliche Entdeckungstour zu ihnen, werde zum Naturentdecker. Und wenn du Spaß daran gefunden hast, mach mit anderen Bäumen und Pflanzen im Wald weiter und werde so zum »Baum- und Pflanzensammler«.

Wie wird man zum »Baumsammler«?

Du kannst z. B. gleich mit dem ersten Baum in diesem Kapitel, dem »Ahorn« beginnen: Such dir einen Ahorn in der Umgebung deines Hauses oder im nächstgelegenen Wald und finde heraus, was für eine Art Ahorn es ist. Ein Waldahorn, ein Spitzahorn oder ein Bergahorn?

- ➜ Kannst du in deiner Umgebung vielleicht unterschiedliche Ahorn-Arten entdecken?
- ➜ Welche Gefühle weckt der Ahorn in dir?
- ➜ Wenn du ihm einen Spitznamen geben könntest, wie wäre dieser?
- ➜ Wie fühlen sich seine Blüten, seine Blätter, seine Rinde an?
- ➜ Was unterscheidet ihn von anderen Bäumen, woran würdest du ihn zukünftig sofort wiedererkennen?
- ➜ Was findest du am Ahorn am interessantesten?

Mein Tipp für dein erstes »Baum-Date«: Schau auch mal in Ruhe am Stamm entlang nach oben und nimm den Baum, seine Äste und seine Krone in ihrer ganzen Größe und Besonderheit bewusst wahr. Tritt nun etwas zurück und erfasse den Baum in seiner Gesamtheit und speziellen Form. Ist dieser Baum nicht ein echtes Wunder der Natur?

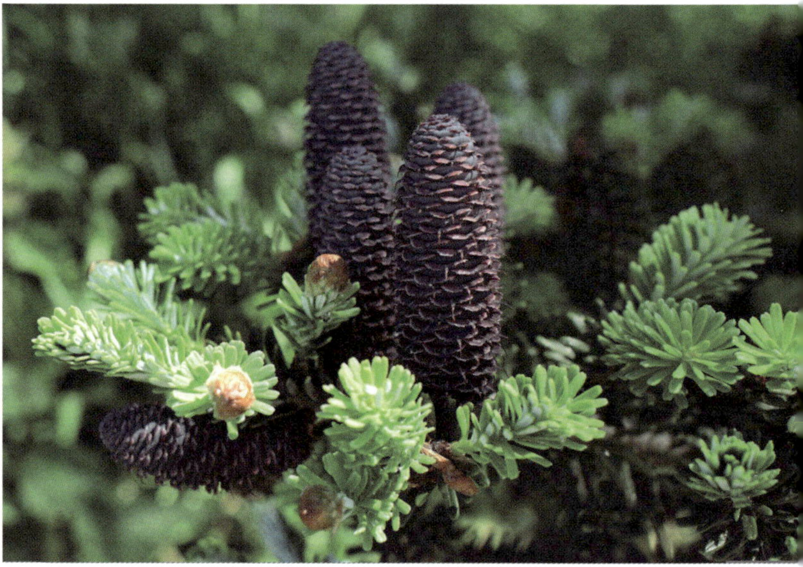

Schon gewusst?

Viel Menschen sprechen von Rinde, meinen aber die sogenannte Borke. Zur Erläuterung: Die Rinde eines Baumes ist vergleichbar mit der Haut beim Menschen, also eine Art Hülle, und liegt außen um den Stamm und die Äste herum, während Wurzeln keine Rinde haben. Die Rinde besteht aus drei Schichten: Die innerste Schicht zwischen der Rinde und dem Holz wird als sogenanntes Kambium bezeichnet. Daran befinden sich die teilungsfähigen Zellen. Diese Schicht trägt dazu bei, dass der Baum dicker und damit tragfähiger wird sowie in die Höhe wachsen kann. Die mittlere Schicht ist der weiche und immer feuchte Bast, der das Wasser mit den Nährstoffen von der Krone in die Wurzeln transportiert. Dagegen liegen die Bahnen, die umgekehrt Wasser von den Wurzeln zur Krone befördern, unter der Rinde in den äußeren Schichten des Stamms. Die äußerste Schicht ist das, was du siehst, nämlich die Borke. Sie besteht aus abgestorbenen Teilen des Basts und aus Kork und schützt den Baum gegen Witterungseinflüsse wie Hitze, Kälte, Wind und Regen. Umgangssprachlich spricht man oft von der Rinde, meint aber nur die sichtbare Borke.

Noch ein persönlicher Hinweis: Dieses Buch kann und will keinen klassischen Pflanzen- oder Waldführer ersetzen. Wenn du dich intensiv mit den Tieren, Pflanzen, Bäumen und Pilzen im Wald auseinandersetzen möchtest, empfehle ich dir den *Kosmos Wald-Führer*, den ich auch privat viel nutze. Ich möchte dich mit meinem Buch vor allem für den Wald begeistern und dir ein Gefühl für diesen besonderen Naturraum vermitteln. Dabei beschränke ich mich auf die häufigsten Baumarten, denen du unterwegs begegnen wirst. Über manche Bäume wie den Ahorn berichte ich aufgrund persönlicher Erfahrungen etwas mehr, über andere weniger. Und einige sind mir erkennbar besonders ans Herz gewachsen – das wird auch dir so gehen, wenn du mit dem »Bäume-Sammeln« anfängst.

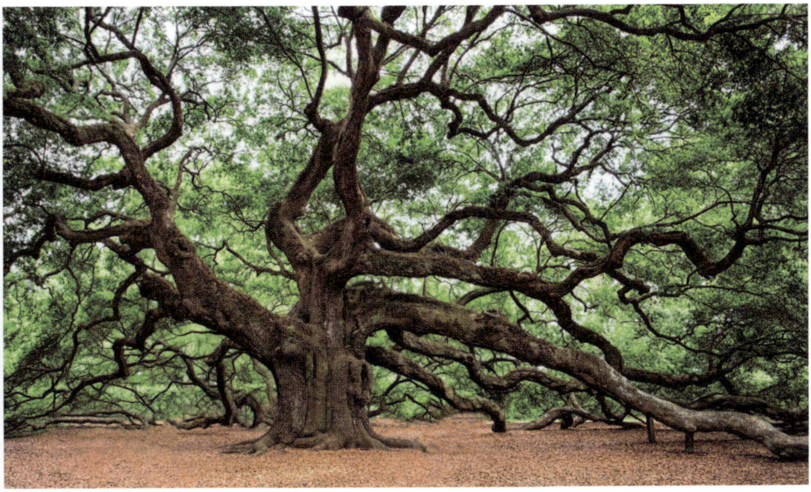

Der Ahorn – Bergahorn/Spitzahorn/Feldahorn

Wichtiges auf einen Blick:
Lebensalter: bis 600 Jahre
Höhe: 30 bis 35 m (Feldahorn nur bis ca. 15 m)
Typische Lebensräume: sonnige, niederschlagsreiche Gebirgslagen
Waldanteil in Deutschland: Bergahorn 1,9 %, Spitzahorn 0,2 %, Feldahorn 0,2 %, insgesamt ca. 2,3 %

Mein persönlicher Spitzname für den Ahorn wäre wohl »Picasso«: Ich liebe diesen Baum für seine Kreativität und anmutige Leichtigkeit, die ich vergleichbar nur bei Lärchen und Birken finde. Der Ahorn ist völlig anders als Eichen oder Fichten, die im Wald mitunter recht düster und abweisend wirken können. Überall auf der Welt erfreut uns der Ahorn mit seinen weit über 150 Sorten vor allem mit dem Schauspiel seiner farbigen Blät-

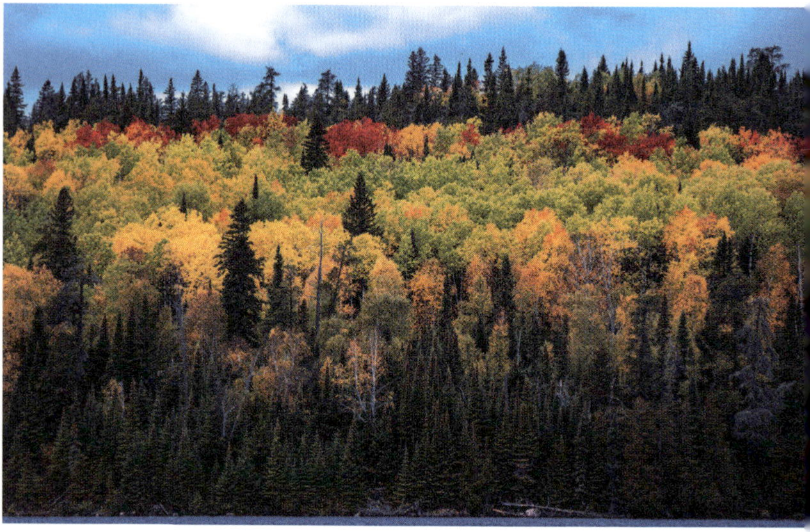

ter im Herbst und ihrer vielfältigen Formen. Besonders schöne und ausgefallene Arten des Ahorns gibt es in China und Japan.

Wer kennt nicht den sogenannten »Indian-Summer«, wenn sich im Herbst die Blätter der üppigen Ahorn-Wälder in Kanada und Nordamerika in einem wunderschönen Spektrum von Gelb- und Rottönen verbinden. Was für eine Farbenpracht, vor allem wenn sich die Bäume bei blauem Himmel noch zusätzlich in einem der vielen Seen spiegeln ...

Obwohl man in alten Überlieferungen, Mythen und Märchen Mitteleuropas nur wenig über den Ahorn findet, hat er es bis auf die kanadische Flagge geschafft. Der dortige Zuckerahorn ist besonders eng mit dem Leben der Menschen in Kanada verbunden und aufgrund seines Sirups und seines begehrten Holzes verehren ihn die Menschen als wichtigen »Lebensbaum« und bilden das Ahornblatt seit 1965 auf der kanadischen Flagge ab. Allerdings aus rein optischen Gründen nicht naturgerecht: Das abgebildete rote Ahornblatt auf weißem Grund hat nur 11 Zacken, anders als bei dem echten Zuckerahorn in der Natur mit seinen 23 Zacken. Übrigens ist der Zuckerahorn auch offizieller Staatsbaum der US-Bundesstaaten New York, Vermont, West-Virginia und Wisconsin und er findet sich jeweils im Logo der kanadischen Cricket- und Rugby-Nationalmannschaften.

In unserem Teil Mitteleuropas bzw. in Deutschland findest du vor allem den **Feldahorn** (Acer campestre), den **Spitzahorn** (Acer platanoides) und den **Bergahorn** (Acer pseudoplatanus), die als Baum, aber auch als Strauch wachsen können. Der wissenschaftliche Name »*Acer*« leitet sich vom gleichnamigen lateinischen Wort ab und bedeutet »scharf« oder »spitz«, was sich auf die gezackten Blätter bezieht.

Den Ahorn erkennst du grundsätzlich gut an seinem kurzen, schuppigen, glatten, weißlich schimmernden Stamm und seiner stark astigen, verzweigten Krone. Vor allem seine zumeist 5-zackigen Blätter sind ein gutes Erkennungsmerkmal. Er liebt kühle, feuchte Luft und braucht tiefgründigen Boden mit guter Feuchtigkeit. Junge Ahorne wachsen sehr schnell und ein ausgewachsener Baum erreicht eine Höhe von über 30 Metern. Der Stamm ist gerade und verläuft oft bis in 15 Meter Höhe ohne Äste. Ein Bergahorn kann bis zu 500 Jahre alt werden – mehr als dreimal so alt wie der Feldahorn. Mit knapp 150 Jahren wird ein Spitzahorn im Durchschnitt nur halb so alt wie der Bergahorn und entwickelt auch nur einen halb so dicken Stamm.

Sehr ungewöhnlich sind die Früchte bzw. Samen des Ahorns mit ihrer typischen Optik. Es sind Spaltfrüchte mit zwei Flü-

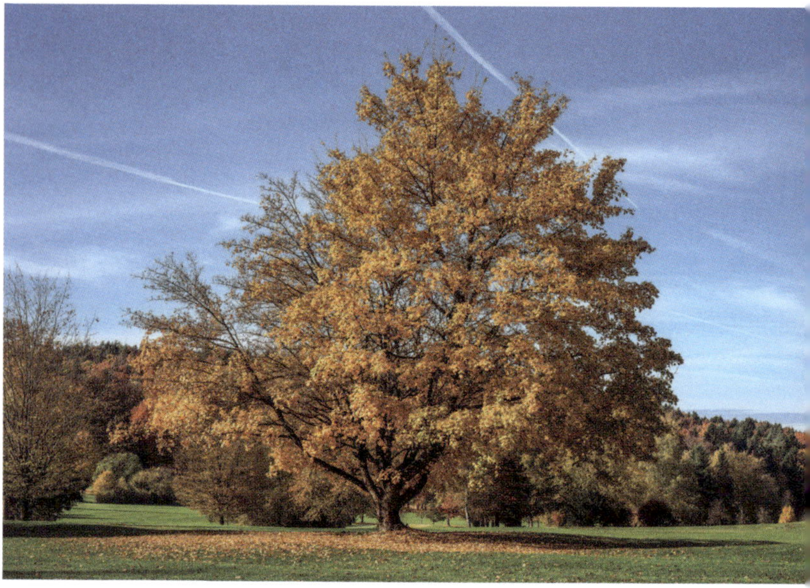

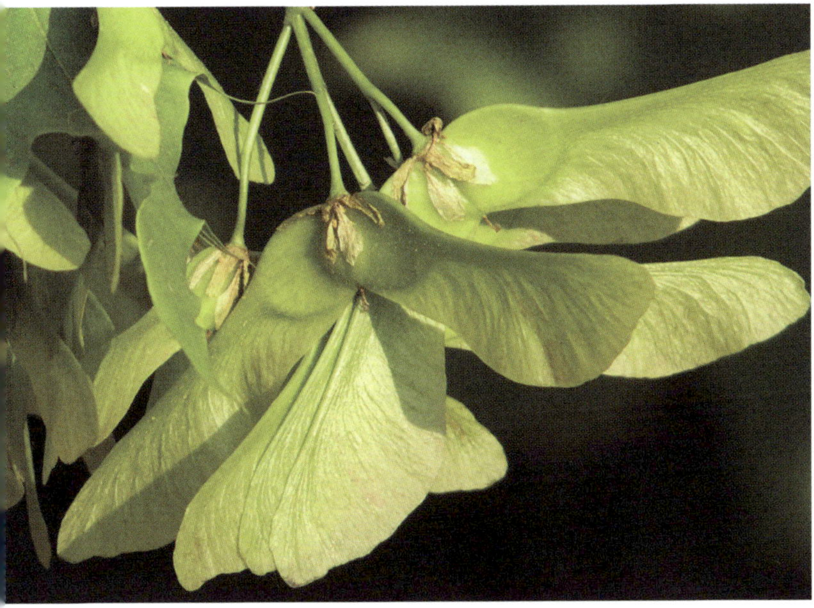

geln, bei denen die eigentliche Frucht eine kleine Nuss ist. Diese typischen Flügel ergeben zusammen mit der Frucht eine Form, die sich wie kleine Propeller eines Hubschraubers in der Luft drehen und bewegen. So verteilt der Ahorn seine Frucht im Wind über eine weite Umgebung und sorgt für eine effiziente Vermehrung.

Schon gewusst?

Wie alt werden Bäume bei uns in Deutschland eigentlich?
Am ältesten werden die Eichen, Linden und Eiben, die ein Alter von 800 bis zu 1.000 Jahren erreichen können. Es folgt die Kiefer mit einem Alter von bis zu 500 Jahren, während die Fichte nur ca. 300 Jahre alt wird. Dazwischen liegt die Buche mit einem maximalen Alter von bis zu 400 Jahren.

Schon gewusst?

Im Volksglauben des Mittelalters galt der Ahorn als Schutzpflanze und das helle Holz war ein Symbol der Unschuld. Laut Überlieferungen sollte das Holz des Baumes schlechte Stimmungen ebenso vertreiben wie Hexen und Dämonen und deshalb schlug man Zapfen aus Ahornholz in Türen ein oder baute ganze Türschwellen aus Ahorn. Ahornsträußchen wurden in der Nähe mitunter in die Flachsfelder gesteckt, um Maulwürfe von ihnen fernzuhalten. Wer nachts ausging, sollte sich nach einem dalmatischen Brauch mit geweihten Ahornzweigen schützen. In Oberbayern deuteten die Bauern, dass »recht fette« Ahornblätter eine gute Ernte vorhersagen.

Wie kannst du die drei wichtigsten Ahornarten am besten unterscheiden?

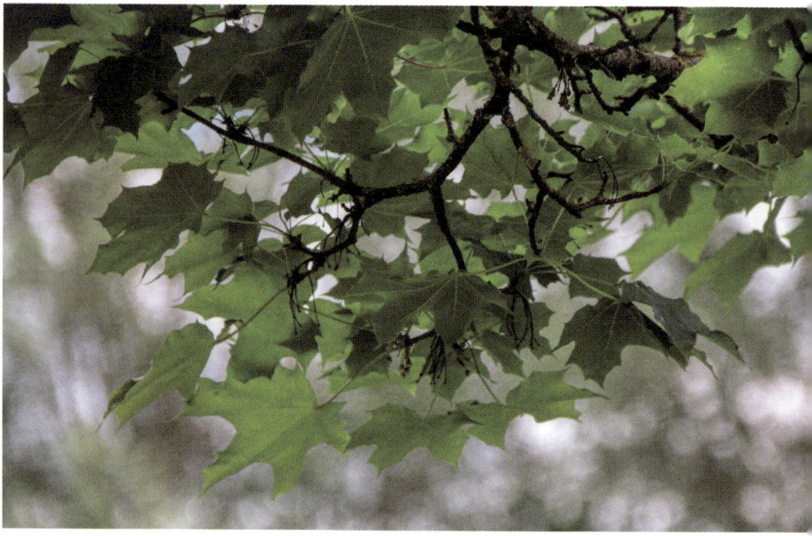

An den Zweigen und Knospen

Spitzahorn: Die hellbraunen Zweige sind glänzend und die rötlichen, bis zu 1 cm langen Endknospen sind kahl und eiförmig.

Feldahorn: Die braunen Zweige sind nur selten mit einem Korkbesatz versehen. Die zierlichen, eiförmigen Endknospen sind rotbraun/braun gefärbt und an ihrer Spitze zart behaart.

Bergahorn: Die Rinde der Zweige ist grau und glatt, die olivfarbenen Knospen besitzen am Rand bewimperte Knospenschuppen.

Heimische Ahornarten

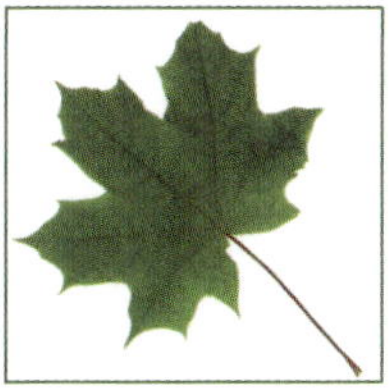

Spitzahorn

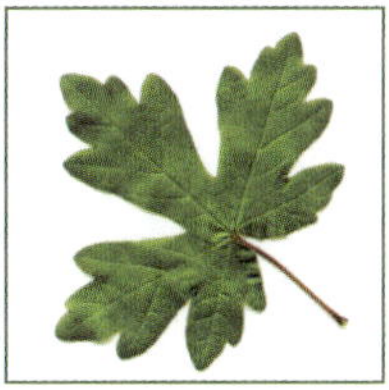

Feldahorn

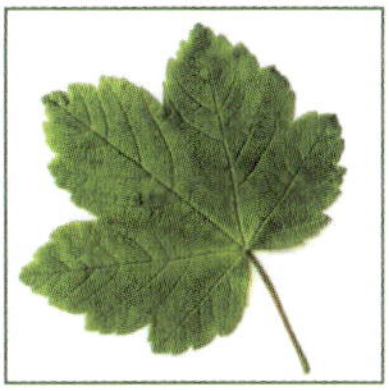

Bergahorn

Schon gewusst?
Deutschland von oben betrachtet besteht zu fast 31 % aus Wald. Das entspricht einer Fläche von ca. 11 Millionen Hektar (1 Hektar = 10.000 m²).

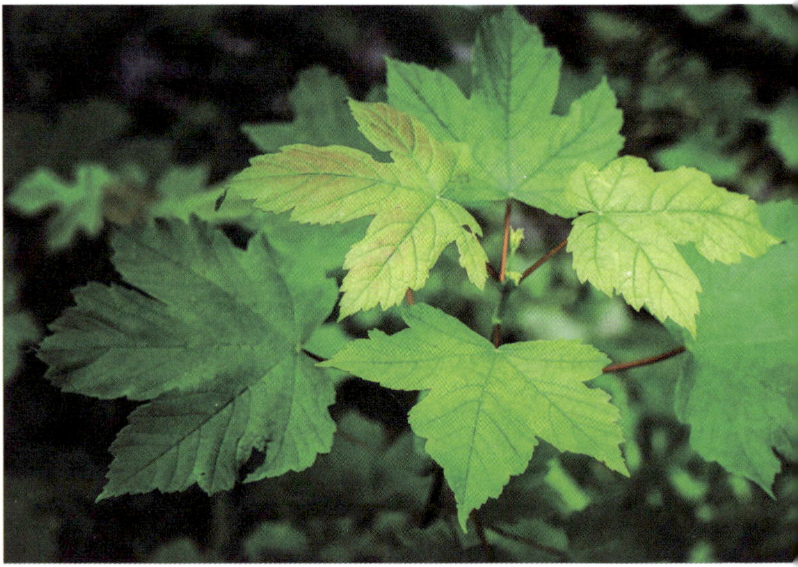

An der Form der Blätter

Spitzahorn: Die sogenannte Blattspreite ist 5-lappig mit lang zugespitzten, ganzrandigen Blattlappen und vergleichbar mit einer geöffneten Hand. Die Buchten zwischen den einzelnen Blattlappen sind erkennbar abgerundet. Wenn du die Laubblätter oder jungen Zweige verletzt, tritt Milchsaft aus. Die Blätter des Spitzahorns verfärben sich im Herbst oftmals von einem goldgelben Ton in ein leuchtendes und besonders intensives Rot.

Feldahorn: Die Blattspreite ist hier 3- bis 5-lappig, die Blattlappen sind nicht spitz, sondern stets abgerundet, ähnlich wie die Buchten zwischen den Lappen. Aus dem Blattstiel tritt Milchsaft aus. Im Oktober färben sich die Laubblätter gelb oder nur selten orangefarben.

Bergahorn: Die Blattspreite ist ebenfalls 5-lappig, aber im Vergleich zum Spitzahorn kürzer bzw. weniger zugespitzt. Die Spitzen der Blattlappen sind nicht in langen, schmalen Zipfeln ausgezogen, sondern treffen im spitzen Winkel aufeinander. Wichtiges Merkmal ist der fehlende Milchsaft im Blattstiel.

Der Ahorn als Heilpflanze

Schon vor rund 4.000 Jahren wurden dem Ahorn im alten Ägypten heilende Kräfte zugesprochen. Die bekannte Papyrusrolle, der sogenannte »Papyrus Ebers«, bezeichnet den Ahorn als eine der wichtigen Heilpflanzen, um Entzündungen zu behandeln. Der Ahorn ist in diesem Papyrus, der die früheste uns derzeit bekannte Schrift über ägyptische Heilkunde ist, neben dem Wacholder der einzige erwähnte Baum. Aber auch Hildegard von Bingen beschreibt die Wirkung des Ahorns und empfiehlt u. a., die Zweige und Blätter als Bad aufzukochen oder den aus der Rinde gepressten Saft gegen Fieber einzusetzen. Das erwärmte Ahornholz als wärmende Auflage sei gut gegen die Gicht.

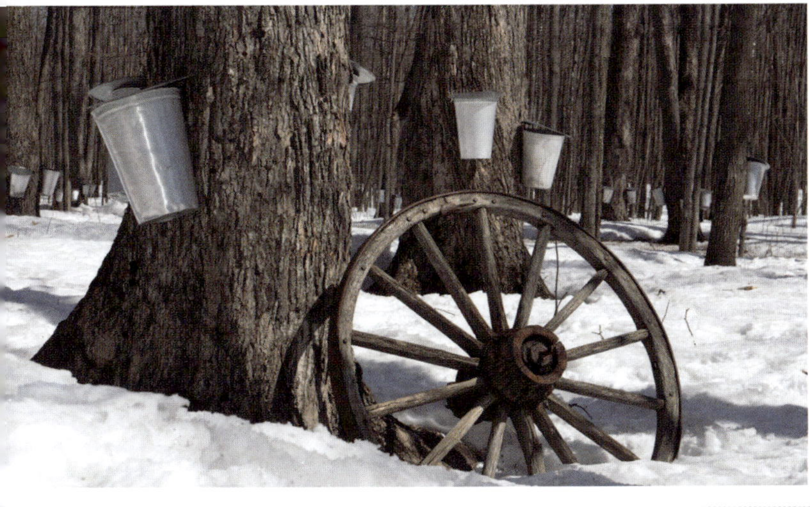

Unsere heimischen Arten Berg-, Feld- und Spitzahorn bieten als Heilpflanzen verschiedene Wirkstoffe. Dazu gehören vor allem Saponine (Seifenstoffe), Gerbstoffe (ziehen Gewebe zusammen und fördern die Verdauung), Mineralien, Proteine sowie pflanzliche Hormone.

Ahorn wurde in der früheren Naturmedizin vor allem als entzündungshemmendes Mittel gegen Insektenstiche, Hautgeschwüre, Wadenkrämpfe, schwere Beine, Hautschwellungen, Hautentzündungen, Prellungen, Zerrungen, Stauchungen und Hautverletzungen eingesetzt.

Auflagen aus Ahornblättern wird eine besonders kühlende Wirkung zugeschrieben, während der Ahornsaft ein bekömmliches Diätetikum sein soll und häufig bei Diätkost als Süßungsmittel verwendet wird. Ahorntee aus Blättern und Rinde wurde bei Fieber, Entzündungen, Ekzemen und Magen- und Darmbeschwerden getrunken.

Wichtig: Als Erste Hilfe gegen Insektenstiche oder müde, geschwollene Füße kannst du (leicht angequetschte) Ahornblätter als kühlende Auflage auflegen. Aber Ahornblätter oder andere Teile des Baums sollten auf keinen Fall auf offene Wunden gelegt werden. Trotz der wundheilenden Stoffe im Ahorn besteht hier ein hohes Risiko einer Infektion!

Der Ahorn als Nahrungsmittel

Die Anwendungsmöglichkeiten für den Ahorn sind sehr vielfältig, von der Sauerkrautherstellung, in Suppen, in Salaten bis hin zum Teeaufguss. Beim Ahorn denken wir aber vor allem an den bekannten Ahornsirup mit seiner würzigen Süße, der aus dem Saft des amerikanischen Zuckerahorns gewonnen wird.

Allein in Kanada werden jährlich über 14.000 Tonnen Ahornsirup produziert.

Für die Gewinnung dieses Sirups wird der Zuckerahorn regelrecht gemolken, indem man die Bäume anbohrt, den austretenden Saft in Eimern auffängt und dann zu Sirup oder Zucker verarbeitet. Für einen Liter Sirup benötigt man ca. 40 Liter Saft, die zu Sirup eingedickt werden. Dieser ist aufgrund seines sehr hohen Zuckeranteils auch ein natürlicher Zuckerersatz. Auch in Mitteleuropa tragen unsere heimischen Ahornbäume Saft in sich, der zu Sirup verarbeitet werden könnte. Zwischen März und April kann dieser Saft durch leichtes Anbohren des Baumes gewonnen werden, wobei der Saft allerdings nur einen sehr niedrigen Zuckergehalt hat. Deshalb wurde Ahornsirup bzw. Ahornzucker in Deutschland oder Österreich nur in Notzeiten, wie z. B. während des Ersten Weltkrieges, erzeugt.

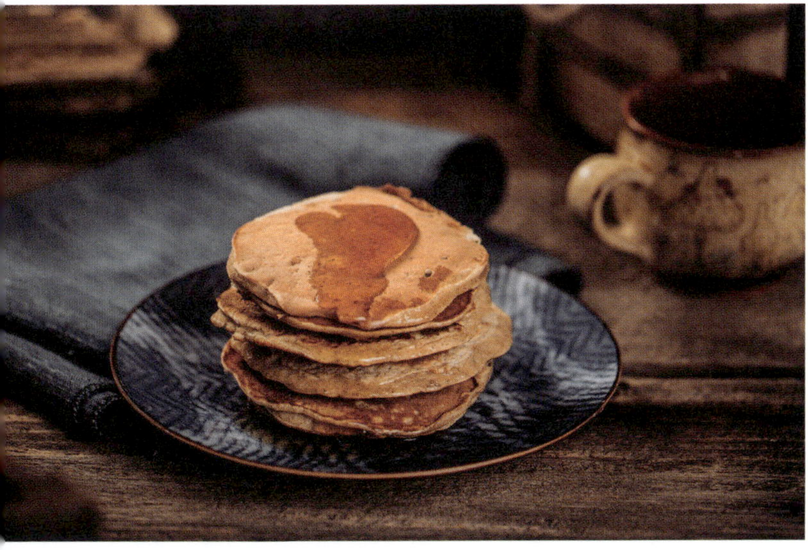

Wichtiger Hinweis: Bei der Gewinnung von Ahornsaft wird der Baum immer leicht beschädigt, deshalb eignen sich nur eigene Bäume dafür. Du solltest auf keinen Fall versuchen, ohne fachkundige Anleitung selbst Ahornsaft zu gewinnen. Bei unsachgemäßer Vorgehensweise kann der Baum im wahrsten Sinne des Wortes verbluten und daraufhin sterben.

Neben dem Sirup eignen sich Ahornblätter auch als gute Zutat zu Suppen. Sie verfeinern getrocknet das Aroma von Kürbiscreme- oder Linsensuppen und werden gegen Ende des Kochens beigemischt.

Bereits bei indigenen Völkern auf dem amerikanischen Kontinent, aber auch in Europa in Notzeiten diente die innere Rinde des Ahornbaumes, getrocknet und gemahlen, als Mehlersatz und zum Andicken von Suppen und Soßen.

Die jungen Blätter des Ahorns kannst du pur direkt vom Baum essen und in Salaten oder als Gemüse verwenden. Dafür werden nur die jungen Blätter (bis Ende April ernten) verwendet und sollten sauber und frei von Läusen sein. Die Stiele werden beim Pflücken gekürzt und die Blätter dann möglichst frisch verwendet, da sie sehr schnell welken.

Schon gewusst?

Über unseren Wäldern entstehen durch Verdunstung Wolken, die die Erde kühlen, indem sie die Sonneneinstrahlung reflektieren. Wo Wälder sind, regnet es öfter. Unsere Wälder sind echte »Regenmacher«. Die Blätter der Bäume fangen die Regentropfen auf, die dann wieder verdunsten. Zusätzlich zieht eine ausgewachsene Buche rund 400 Liter Wasser pro Tag aus dem Boden, das sie über ihre Blätter »ausschwitzt«. Die dadurch entstehenden Wolken regnen andernorts wieder ab und so kommen rund 45 % unseres Regens aus den Bäumen.

Die Birke/Hängebirke

Wichtiges auf einen Blick:
Lebensalter: bis 120 Jahre
Höhe: 10 bis 30 m
Typische Lebensräume: Waldränder, Moore, Heiden
Waldanteil in Deutschland: Gemeine Birke 4,5 %, Moor-/Karpatenbirke 0,5 %, insgesamt ca. 5 %
Blütezeit: März bis Mai
Blätter: dreieckig, mit lang ausgezogener Spitze, doppelt gesägt
Rinde: glatt, weiß. Sie platzt später auf und wird an diesen Stellen grauschwarz.

Die Birke hat mit dem zarten Geräusch ihrer Blätter im Wind und der ungewöhnlichen weißen Rinde, auf die ihr Name »birha« (althochdeutsch für »hell«) zurückzuführen ist, eine

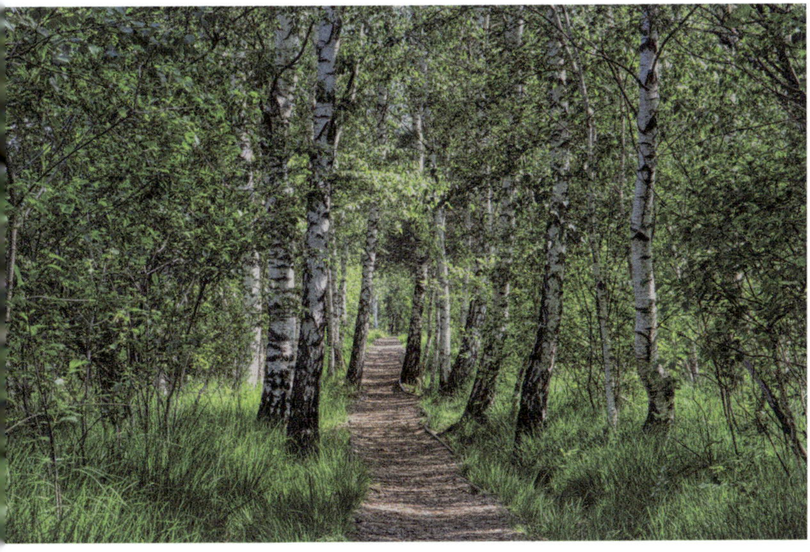

besondere Anmutung. Der Schriftsteller Kurt Tucholsky beschrieb das Geräusch der Birkenblätter im Wind als »Blattgeriesel«: *»Nur die Blätter der Birke tun dies; bei den andren Bäumen bewegen sie sich im Winde, zittern, rascheln, die Äste schwanken. Aber bei den Birken, da ist es etwas andres, das sind weibliche Bäume …«*

Die Hängebirke (Betula pendula, auch Sand- oder Weißbirke) ist der Laubbaum des hohen Nordens und kommt mit ihren rund 60 Arten häufig in den Wäldern Skandinaviens, Russlands und Teilen Asiens vor. Man bezeichnet sie auch gerne als »Pionierbaum«, da sie schnell wächst und in 20 Jahren bereits 23 Meter Höhe erreichen kann. Ihre Samen in Form winziger geflügelter Nüsschen können kilometerweit mit dem Wind segeln und sind so für die schnelle Besiedlung neuer Lebensräume besonders geeignet. Allerdings werden Birken nur selten älter als 90 Jahre.

Die Birke kannst du leicht an ihrer weithin leuchtenden weißen Rinde, den zarten, meist herabhängenden Zweigen und dem schlanken, zierlichen Wuchs des Stammes erkennen. Sie ist frosthart und gedeiht auch auf schwierigsten Böden, ist allerdings sehr lichtbedürftig. Die dreieckigen Blätter laufen spitz auf das Ende zu und sind am Rand gezähnt. Die papierglatte Rinde wird im Laufe der Jahre schwarzfleckig, rauer und schält sich in Streifen ab, die an Papier erinnern. Tatsächlich wurde Birkenrinde in Vorzeiten als Papierersatz genutzt.

Eine Besonderheit ist das in der Rinde enthaltene sogenannte Betulin, eine rein pflanzliche Ursprungssubstanz, die der Birkenrinde ihre typische Weißfärbung verleiht. Dieser Wirkstoff macht die Rinde wasserabweisend und damit sehr witterungsbeständig, vermindert Wasserverlust und schützt auch vor Schädlingen. Auch der Mensch nutzte früher häufig die wasserabweisende Wirkung: Birkenrinde wurde schon vor Jahrhunderten zum Dachdecken und beim Bau von Kanus verwendet.

Schon gewusst?

Es gibt die alte Tradition der Liebesmaien, bei der junge Birken als Liebeserklärung verschenkt werden.

Die Birke ist das Sinnbild des Frühlingserwachens und des Lichts, sie steht für Kraft und Lebenswillen – sicherlich auch, weil die Birke der erste Baum ist, der nach dem Winter blüht. Diese Symbolik findet sich in den vielen regionalen Bräuchen des Maibaums wieder, aber der Liebesmaien gehört sicherlich zu den schönsten: In der Nacht zum 1. Mai stellen die unverheirateten Männer eines Dorfes der Frau ihres Herzens eine kleine Birke vor das Haus – als Zeichen ihrer besonderen Zuneigung und Liebe.

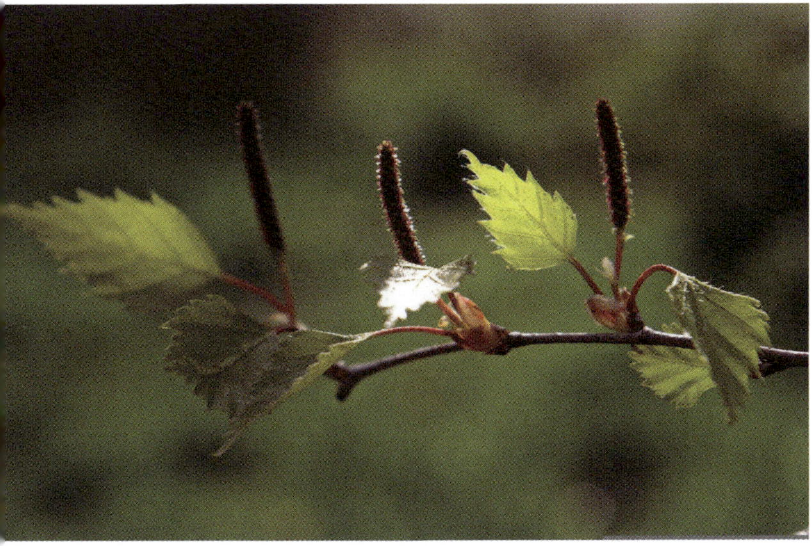

Diese junge Birke wird mit buntem Krepp geschmückt sowie einem kleinen Pappherz mit dem Namen des Mädchens und des Verehrers. Die Maie steht dann einen Monat vor der Haustür der Angebeteten, dann holt der Verehrer diesen Baum am 1. Juni wieder ab und hofft auf eine Belohnung. Wenn die Chemie stimmt, lädt das Mädchen den Jungen zum Essen in das Haus ein oder bedankt sich bestenfalls gleich mit einem Kuss.

Die Birke als Heilpflanze

Schon seit der Antike wird der weiße Teil der Birkenrinde aufgrund seiner antiseptischen Eigenschaften zur Unterstützung schnellerer Heilung eingesetzt und bevorzugt auf Wunden aufgetragen. Klinische Studien in unserer Zeit bestätigten die beschleunigte Wundheilung und 2016 wurde eine Salbe mit dem Birkenstoff Betulin zur Behandlung von Hautwunden zugelassen. Mit Birkensalbe lassen sich nicht nur oberflächliche Verletzungen behandeln, sondern auch schwerwiegende wie Verbrennungen 2. Grades, Wunden durch Hauttransplantationen oder offene Stellen durch das »Wundliegen«. Traditionell werden aber vor allem Extrakte und Tees aus Birkenblättern bei Nieren- und Harnwegserkrankungen verwendet.

Schon gewusst?

Unsere Naturwaldreservate sind echte »Insektenhotels«: Bei Untersuchungen wurden dort bis zu 180 Wanzenarten, über 900 Schmetterlings- und einige Tausend Käferarten nachgewiesen. Dazu kommt noch eine Vielzahl von Würmern und Schnecken.

Die Buche

Wichtiges auf einen Blick:
Lebensalter: bis 300 Jahre
Höhe: 30 bis 45 m
Typische Lebensräume: Mittelgebirge, Tiefland – dieser Waldbaum bildet zumeist reine Bestände, in der Ebene oft auch mit Tannen und Eichen gemischt
Waldanteil in Deutschland: ca. 15,8 %
Blütezeit: Mai (die männlichen Blüten als hängende Kätzchen, die weiblichen als stehende Knospen mit rosa Griffeln)
Blätter: oval, im Wechsel stehend und am Rand glatt gewellt
Rinde: Stamm und Äste sind silbergrau berindet
Früchte: Die sogenannten Bucheckern sind dreikantige, glänzende Nüsse in einer stacheligen Hülle.

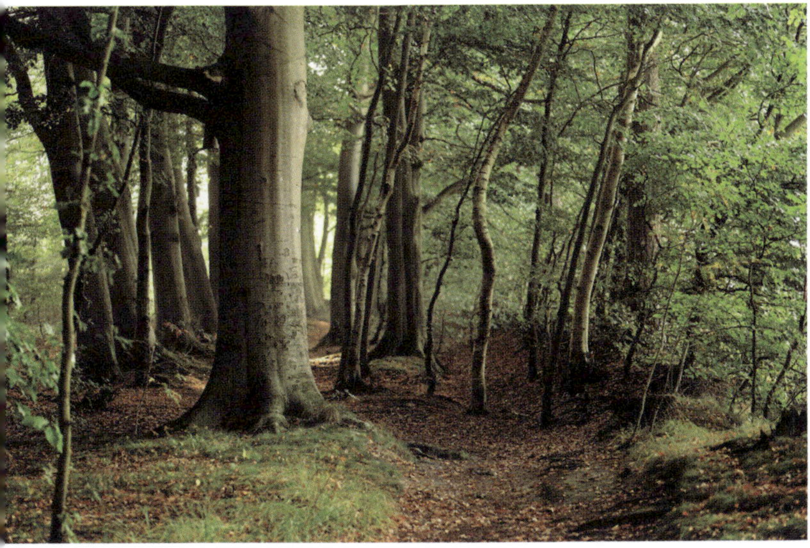

Es gibt wohl keinen Laubbaum, der ein so dichtes Blätterdach wie die Buche bildet. Buchenwälder wirken aufgrund der stattlichen Form der Bäume und dem hellen Grün der zarten Frühlingsblätter besonders beeindruckend. Das üppige Blätterdach schützt die dünnhäutigen Stämme vor Sonnenbrand und Austrocknung, weshalb junge Buchen ihre vertrockneten alten Blätter bis zum Frühjahr behalten, anstatt sie im Herbst abzuwerfen. In Buchenwäldern mit ihrem dichten Blätterdach ist es an einem heißen Sommertag bis zu 10 Grad kühler als in einem Kiefernforst. Eine alte Buche, deren Krone einen Durchmesser von etwa 15 Metern erreicht, kann so etwa 600.000 Blätter tragen, was einer Fläche von rund 1.200 Quadratmetern entspricht! Aufgrund dieser enormen Blättermasse produzieren Buchen reichlich Sauerstoff und filtern besonders große Staubmengen.

Die Rotbuche wird gerne als »Mutter des Waldes« bezeichnet, da viele Tiere von ihren Blättern und Früchten leben und

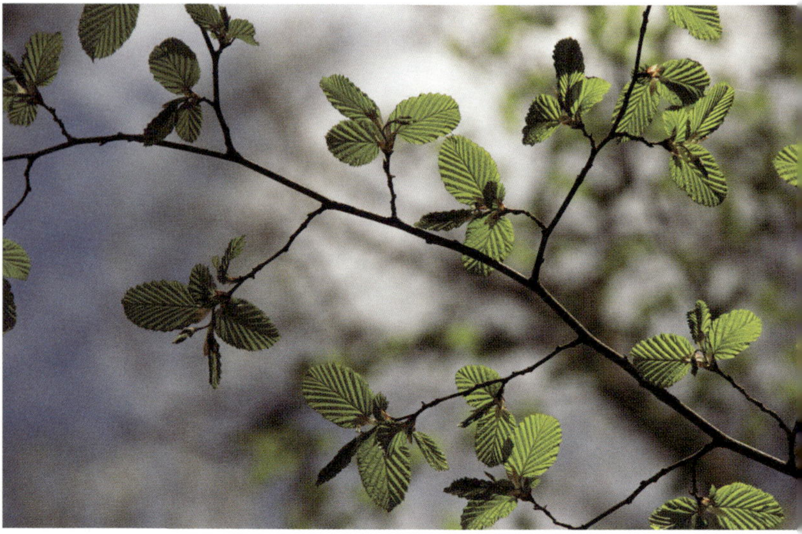

ihr nährstoffreiches Laub zu gutem Humus verrottet. Buchen sind die wichtigste heimische Laubbaumart und eines der bedeutendsten Nutzhölzer, das nicht nur als wertvolles Brennholz geschätzt wird: Das harte, rötlich weiße Holz der Buche lässt sich nach dem Dämpfen besonders gut biegen und findet daher oft für Stühle und andere Formteile Verwendung. Besonders im Möbelbau ist es aufgrund seiner Langlebigkeit und der schlichten Optik sehr beliebt.

Die Buche als Heilpflanze

Verschiedene Teile der Buche wurden überwiegend in früheren Zeiten zu Heilanwendungen eingesetzt. Blättertee wurde damals als kühlendes und linderndes Mittel für Umschläge verwendet und der Rindentee galt nach Hildegard von Bingen als fiebersenkend und hilfreich bei Gelbsucht und Krämpfen.

Die Buche als Nahrungsmittel

Von meinen Großeltern weiß ich, dass die Buche früher zu den alten Speisebäumen zählte. Ihre frischen, hellgrünen Blätter, kurz nach dem Knospen, sind als Grundlage in Salaten besonders zart und schmecken leicht säuerlich. Erntezeit ist im April, sie eignen sich auch gut als Beigabe zu Kräuterquark, Gemüsesuppen und Soßen. Im September und Oktober werden dann die Bucheckern gesammelt, die typisch nussartig schmecken und viel Öl sowie die Vitamine B6 und C enthalten. Aber der Verzehr von rohen Bucheckern kann aufgrund der enthaltenen Alkaloide zu Magenverstimmungen und Kopfschmerzen führen. Durch Erhitzen werden diese problematischen Substanzen unschädlich gemacht und deshalb genießt man

Bucheckern bevorzugt geröstet. Früher presste man sie direkt zu Öl oder fertigte aus ihnen auch Kaffee-Ersatz und Mehl. Dieses Mehl aus gemahlenen Bucheckern kannst du auch gut selbst herstellen, es schmeckt angenehm nussig und lässt sich ausgezeichnet zu Keksen, Kuchen oder Brot verarbeiten. Dabei ist zu beachten, dass das aus gerösteten Bucheckern gewonnene Mehl kein Gluten (Klebeeiweiß) enthält. Du solltest es deshalb mit einem Getreidemehl mischen, damit dein Brot gut aufgeht.

Schon gewusst?

Der Wald hat nicht nur eine sehr wichtige Filterwirkung und reinigt das Niederschlagswasser bzw. sorgt für sauberes Trinkwasser, sondern ist auch noch unser größter Süßwasserspeicher in Deutschland.

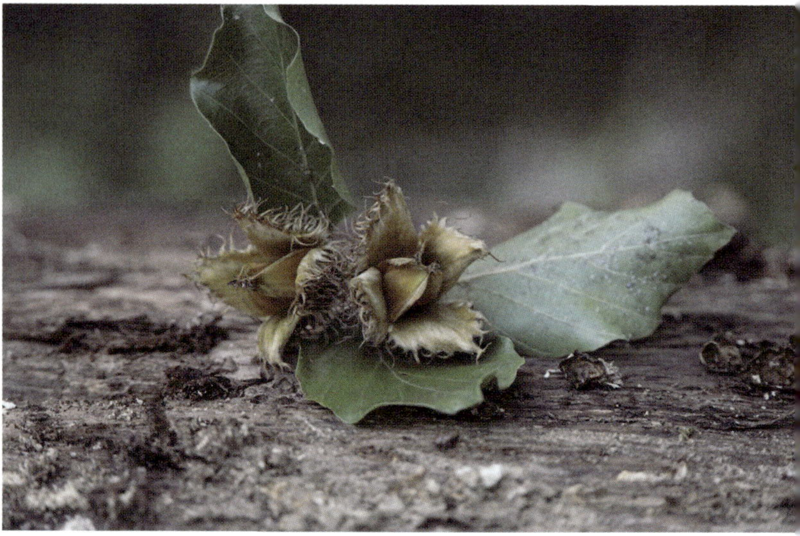

Die Douglasie

Wichtiges auf einen Blick:
Lebensalter: Gebirgsdouglasie ca. 500 Jahre, Küstendouglasie bis zu 700 Jahre
Höhe: 40 bis 60 m, in Nordamerika bis zu 120 m
Typische Lebensräume: Tiefland, Mittelgebirge, sehr anspruchslos
Waldanteil in Deutschland: 2 %
Blütezeit: April/Mai, die Douglasie ist »einhäusig« und bildet deshalb männliche und weibliche Blüten am selben Baum. Männliche Blüten in Form von rötlichen, später gelb aufblühenden Knospen, etwa 1 bis 1,5 cm lang, eiförmig nach unten gerichtet. Weibliche Blüten einzeln am Ende der vorjährigen Zweige, gelbgrün mit rötlich weißen Schuppen, 1,5 bis 2 cm lang.
Nadeln: Immergrün, dicht beieinander, 2 bis 3 cm lang, flach, weich, sehr biegsam und mittel- bis dunkelgrün oder blaugrün.
Rinde: In den ersten Jahren graugrün bis dunkelgrau und ziemlich glatt mit vielen waagerecht verlaufenden Harzbeulen. Später verfärbt sich die Rinde zu einer grob rissigen, korkartigen dunkel- bis schwarzbraunen Borke mit vielen helleren Rissen.
Durchmesser: in Europa bis zu 100 cm, in Nordamerika bis zu 200 cm
Früchte: Die Zapfen haben eine Länge von 4 bis 10 cm und einen Durchmesser von 3 bis 3,5 cm. Reifezeit ist im September, wie bei der Fichte fallen sie im Herbst als Ganzes ab.

Die Douglasien sind großartig – und das wortwörtlich: Sie sind echte Himmelsstürmer und die über 100 Jahre alte Douglasie namens »Waldtraut vom Mühlwald« im Schwarzwald misst stolze 67 Meter. Damit ist sie der höchste Baum Deutschlands!

Wenn du das natürliche Verbreitungsgebiet dieser Nadelbäume erleben möchtest, musst du nach Nordamerika reisen, wo die Douglasien Höhen von über 100 Metern erreichen. Der Name kommt allerdings nicht aus Amerika, sondern geht auf den schottischen Botaniker David Douglas zurück, der den Baum 1827 nach Europa einführte und ihm einfach seinen Namen gab. Die Douglasien verbreiteten sich dann sehr schnell auf dem europäischen Kontinent und werden häufig in Parkanlagen gepflanzt oder an Standorten kultiviert, die für Fichten und Kiefern zu trocken bzw. zu nass sind.

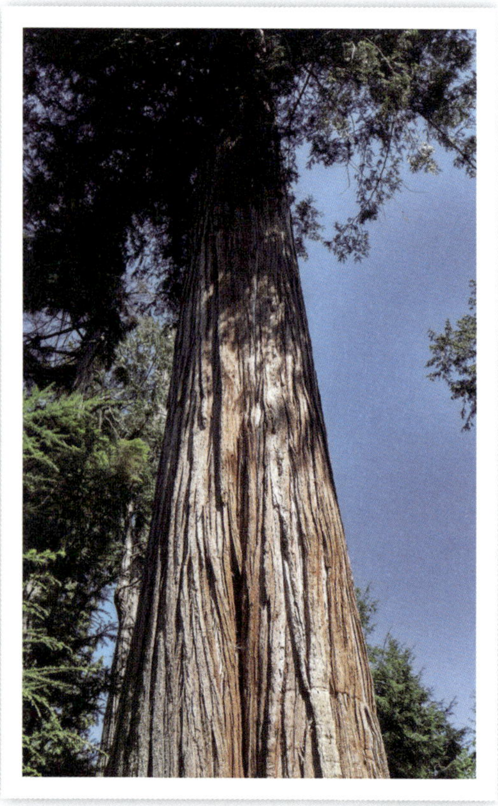

Im Forstbereich wird die Douglasie vor allem wegen ihrer guten Holzeigenschaften und ihres schnellen Wuchses angebaut. Die Dauer vom Pflanzen bis zur Fällung beträgt ca. 80 Jahre; wenn Starkholz produziert werden soll, sogar 120 bis 140 Jahre. Gerade jetzt im Zuge des Klimawandels mit trockenerer Vegetationszeit werden Douglasien verstärkt als Ersatz zur Fichte angepflanzt, auch direkt unter Fichtenbeständen. Ihr Holz wird häufig für den Innenausbau sowie für Fenster und Türen verwendet.

Schon gewusst?

Aus der Ferne ist die Douglasie der Fichte sehr ähnlich, du kannst sie aber leicht mit deiner Nase bestimmen. Wenn du ihre weichen, stumpfen Nadeln zwischen deinen Fingern zerreibst, duftet es fruchtig-harzig und sehr intensiv nach Zitrusfrüchten.

Die Douglasie als Heilpflanze

Seit Jahrhunderten wurde die Douglasie zur Behandlung einer Vielzahl von Beschwerden eingesetzt und ist aufgrund ihrer zahlreichen Heilwirkungen einer der am häufigsten verwendeten Bäume in der traditionellen Naturmedizin. Die natürlichen Verbindungen der Blätter, der Nadeln und der Rinde lindern Entzündungen, helfen bei der Wundheilung und haben antiseptische Wirkung. Besonders die aus den Nadeln gewonnenen Öle werden zur Behandlung von Muskel- und Rückenschmerzen eingesetzt und können auch durch ein medizinisches Bad aufgenommen werden.

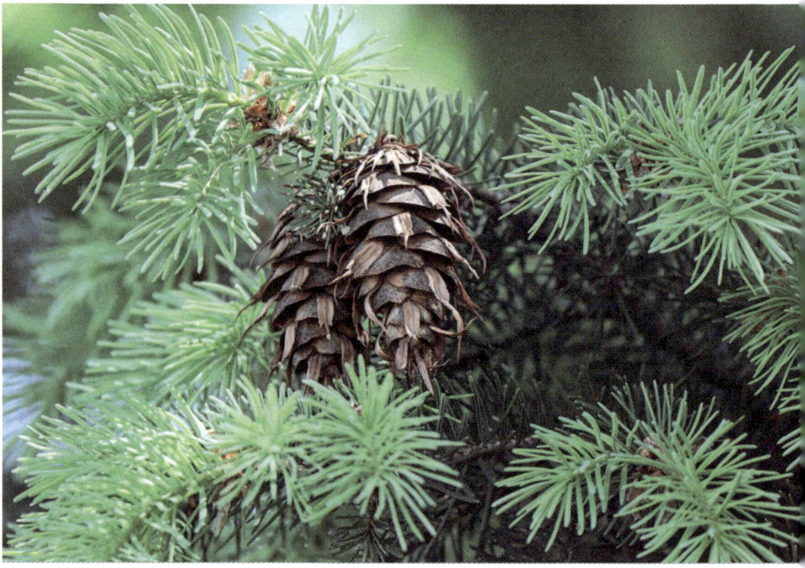

Tipp: Einfach eine Handvoll Nadeln klein schneiden und in das heiße Badewasser geben – duftet gut und entspannt deine Muskulatur. Empfehlenswert ist auch ein Tee aus Douglasiennadeln, der erfrischend und fruchtig nach Zitrone schmeckt. Wenn du den Teegeschmack etwas herber magst, probiere doch mal die Nadeln von Fichte, Kiefer oder Tanne aus.

Wichtig: Bei Nadelbäumen besteht immer Verwechslungsgefahr mit der hochgiftigen Eibe, deren Nadeln du auf keinen Fall verwenden darfst! Wenn du bei der Bestimmung unsicher bist, benutze entweder eine Baumbestimmungs-App oder einen entsprechenden Naturführer.

Die Eiche

Wichtiges auf einen Blick:

Lebensalter: bis 800 Jahre, einzelne Exemplare bis 1.000 Jahre

Höhe: 30 bis 40 m

Typische Lebensräume: Auen, Tiefland, Vorbergland

Waldanteil in Deutschland: ca. 10,1 %

Blütezeit: April bis Mai, die Eiche ist eingeschlechtig und hat am gleichen Stamm weibliche und männliche Blüten, wobei die weiblichen recht unscheinbar wirken, während die männlichen Kätzchen ca. 3 bis 4 cm lang sind.

Blätter: 7 bis 14 cm lang, mit 5 bis 7 runden, stumpfen Lappen auf beiden Seiten

Rinde: Die Borke ist sehr tief gefurcht und hat eine schwarzbraune bis dunkelgraue Farbe.

Früchte: Eicheln, Erntezeit zwischen Ende September bis Ende Oktober, jede Nuss befindet sich in der typischen beschuppten und becherförmigen Cupula, einem kleinen »Fruchtbecher«.

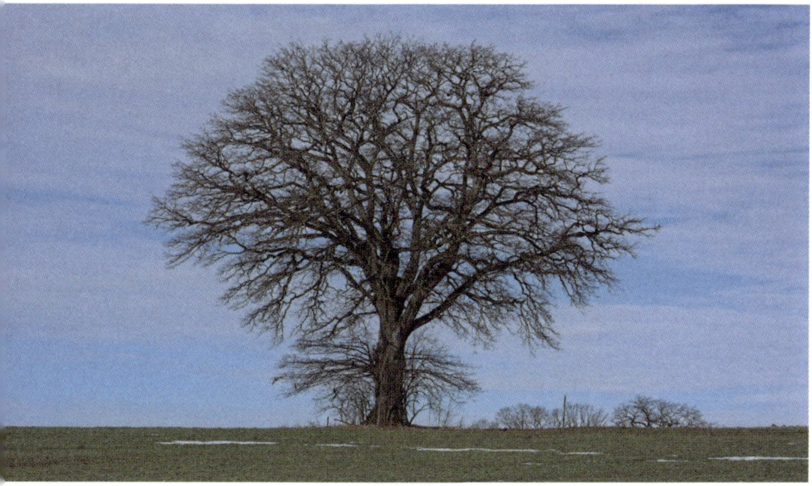

Die eine viel zitierte deutsche Eiche gibt es eigentlich nicht, sondern weltweit kennen wir mehr als 500 Arten, von denen du in Deutschland vor allem Stiel- und Traubeneichen antriffst. Eichen zählen sicherlich zu den wertvollsten Bäumen im Wald und dienen mehr als 1.000 Tier- und Pflanzenarten als Lebensraum und Nahrungsquelle. Unterscheiden kannst du die beiden in Deutschland hauptsächlich vertretenen Arten am besten am Fruchtansatz der Eicheln: An der Stieleiche sitzen sie an langen Stielen, bei den Traubeneichen dagegen befinden sich die Eicheln am Zweig traubenartig gehäuft.

Vielleicht geht es dir auch so: Wenn ich an Eichen denke, verbinde ich das nicht nur mit wuchtigen, standhaften und alten Bäumen, sondern auch mit Märchen und Erinnerungen an den Geschichtsunterricht. Entdecker wie Kolumbus brachen mit Schiffen in neue Welten auf, die aus robustem Eichenholz gezimmert waren. Für die Maler des Barocks (1600-1730) war die Eiche ein Symbol des Lebens und ab dem 18. Jahrhundert wurde sie zum typisch deutschen Wappenbaum gemacht und gilt

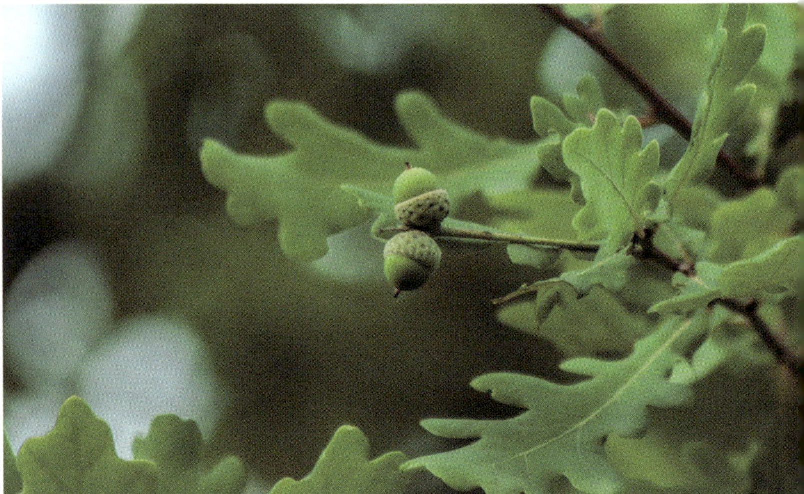

seither als Symbol für Stolz, Kraft und Stärke sowie deutsche Freiheitsliebe.

Als Setzling war sie vor der Einführung des Euro auf dem Fünfzigpfennigstück abgebildet und als Eichenblatt ist sie heute auf der Rückseite der deutschen Ein-, Zwei- und Fünfcentmünze zu finden. Eichenlaub schmückt als Ornament viele militärische sowie zivile Orden und ist in zwei Dienstgradabzeichen der Bundeswehr abgebildet.

Das ursprüngliche Wort für Eiche »Duir« hat sich im Laufe der Zeit aufgrund seiner häufigen Verwendung für Türen und Tore in vielen Sprachen zu »Tür« oder »Door« gewandelt. Schon im alten Rom wurden verdiente Bürger mit Eichenlaub ausgezeichnet und für viele Völker wie die Kelten war und ist die Eiche das Sinnbild purer Lebenskraft und Stärke. Das liegt sicherlich auch daran, dass einige Eichenarten ein sehr hohes Alter von 700 Jahren und mehr erreichen können.

Du erkennst eine Eiche an ihrem kräftigen Stamm und der eigenwilligen und unregelmäßig geformten Krone, aber auch an ihren speziell gestalteten Blättern. Eichen sind äußerst robust und du findest sie entweder in beeindruckenden Hainen oder allein als eindrucksvolle Einzelbäume.

Die Eiche als Heilpflanze

Die gerbstoffhaltige Eichenrinde wird vor allem bei der Behandlung von Wunden, kleinen Verbrennungen sowie entzündlichen Erkrankungen der Schleimhäute eingesetzt, da sie entzündungshemmende, juckreizlindernde und antimikrobielle Wirkung besitzt. Die Gerbstoffe der Rinde, die man auch zum Gerben von Tierhäuten nutzt, wurden früher als Sud gegen Durchfallerkrankungen und Entzündungen des Magen-Darm-Traktes angewendet.

Die Erle/Schwarzerle

Wichtiges auf einen Blick:
Lebensalter: 80 bis 120 Jahre
Höhe: 10 bis 30 m
Typische Lebensräume: Bachläufe, Seeufer, Auen, überwiegend im Flachland, aber auch bis auf 1.200 m Höhe im Alpengebiet zu finden
Waldanteil in Deutschland: Schwarzerle 2,2 %, Weiß- und Grauerle 0,2 %, insgesamt ca. 2,4 %
Blütezeit: eingeschlechtig, männliche Blüten mit 6 bis 12 cm langen Kätzchen und weibliche Blüten mit winzigen Kätzchen stehen am gleichen Baum
Blätter: 2 bis 3 cm lang, teilweise eingekerbt, vorne abgerundet
Rinde: schwarzbraune, zerrissene Borke
Früchte: zäpfchenartige, holzige, ca. 2 cm lange Fruchtstände, die über den Winter am Baum bleiben

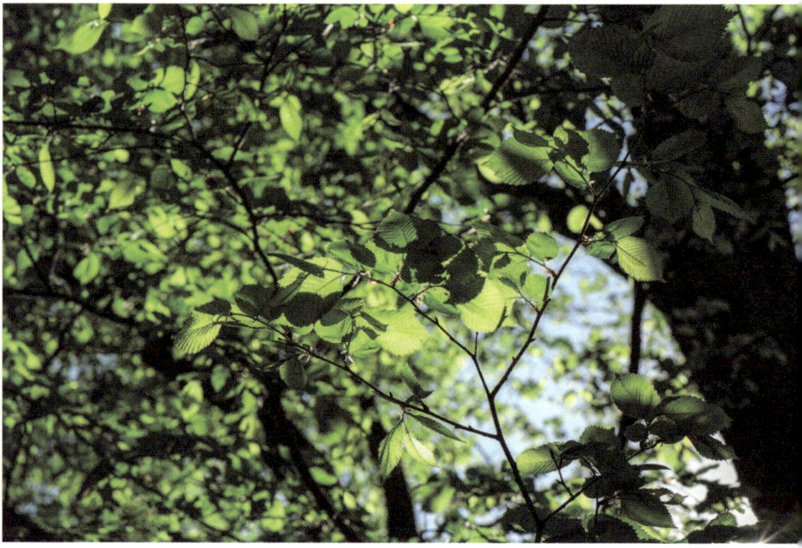

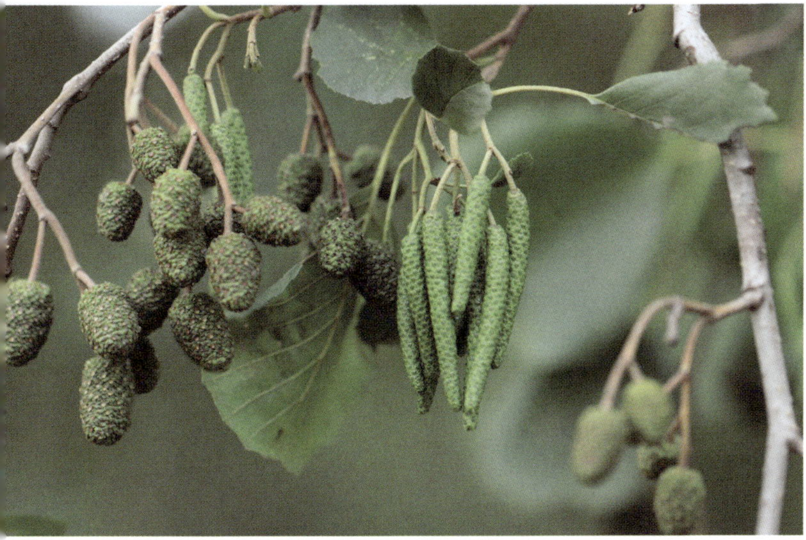

Im Wald wirst du die Erle bzw. Schwarzerle vermutlich nicht direkt antreffen, sondern eher an Bachläufen und auf ausgesprochen nassen oder zeitweise überschwemmten Standorten, wo sie anderen Laubbäumen deutlich überlegen ist. Dort bildet sie teilweise wie im Spreewald südlich von Berlin auch Reinbestände. Die Liebe der Erle zum nassen Element zeigt sich auch in ihrem Holz: Erlenholz ist unter Wasser äußerst beständig und wurde deshalb schon in der Jungsteinzeit für Pfahlbauten verwendet. Unter Wasser verbaut, kann Erlenholz Jahrhunderte überdauern und weite Teile Alt-Amsterdams oder Venedigs sollen auf den Stämmen dieses Baumes erbaut sein.
Erlen sind mittelgroße Laubbäume, die außer im Norden Skandinaviens in ganz Europa und auf Island vorkommen und zur Familie der Birkengewächse (Betulaceae) gehören. Weitere gebräuchliche Namen für die Schwarzerle sind Eller oder Else,

und weil sich ihr frisch geschnittenes Holz rot färbt, wird sie mitunter auch Roterle genannt. Diesen Namen verwendet man allerdings auch für die in Nordamerika beheimatete Roterle (Alnus rubra).

Die Erle als Heilpflanze

Als Heilpflanze werden vor allem die Rinde, die jungen Zweige und die Blätter der Schwarzerle verwendet, die fiebersenkend, entzündungshemmend und wundheilend wirken. Sie werden bei Entzündungen der Mundschleimhäute und Halsschmerzen sowie bei Wunden und Schürfwunden eingesetzt. Ein entzündungshemmender Tee kann sowohl innerlich als auch äußerlich angewendet werden und bei Hautausschlägen, Juckreiz oder Entzündungen der Haut wird eine Tinktur bzw. ein Brei direkt aufgetragen.

Schon gewusst?

Der Begriff Nachhaltigkeit kommt ursprünglich aus der Waldwirtschaft: Bereits im Mittelalter führten die Abholzung zur Landgewinnung, die Verwendung von Waldflächen als Weide und der wachsende Energiebedarf der Bevölkerung zur ersten Festlegung eines Grundprinzips der Nachhaltigkeit. Vereinfacht legte es fest, dass die Menschen nicht mehr Holz nutzen sollten als auf Dauer nachwachsen kann. Nach heutigem Verständnis geht das Prinzip der Nachhaltigkeit deutlich weiter und beinhaltet einen Ausgleich zwischen ökonomischen, ökologischen und sozialen Aspekten über Generationen und Regionen hinweg. Das bekannte FSC-Siegel auf Möbeln, Papier, Baustoffen, Windeln usw. garantiert, dass das verwendete Holz aus nachhaltig bewirtschafteten Wäldern stammt.

Die Eberesche

Wichtiges auf einen Blick:
Lebensalter: 80 bis 120 Jahre
Höhe: ca. 17 m
Typische Lebensräume: Waldränder, lichte Laub- und Nadelwälder, Brachflächen, auch häufig in Städten
Waldanteil in Deutschland: ca. 0,6 %
Blütezeit: kurze Blütezeit im Mai, Rispen mit über 200 Blütenperlen
Blätter: 9 bis 17 wechselständige Blättchen, unpaarig gefiedert, Austrieb ab Mai, Verfärbung im Herbst sehr auffällig gelborange bis rot
Rinde: anfangs glatt, glänzend hellgrau, im Alter bildet sich eine längsrissige schwarze Borke
Früchte: bis ca. 1 cm groß, rotorangene Früchte

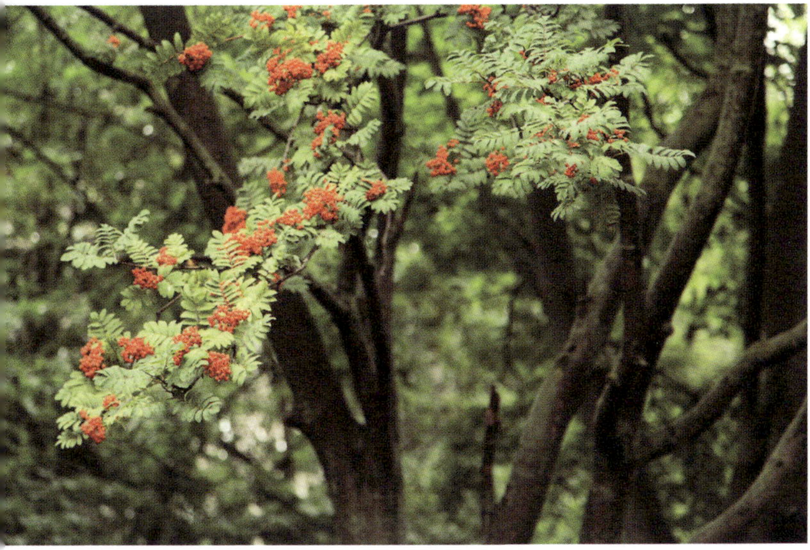

Die Eberesche ist ein Baum mit vielen Namen: Sie wird auch Vogelbeere, Krametsbeerbaum oder Quitsche genannt und gehört botanisch zur Gattung »Sorbus«, die rund 100 Arten umfasst und zu den Rosengewächsen zählt. Du findest sie in vielfältigen Lebensräumen vom Flachland bis zur Baumgrenze im Gebirge. Erkennen kannst du die Eberesche an ihrer schlanken Gestalt und ihrer lockeren, kugeligen Krone. Ihre Heimat hat sie in Europa und dem Kaukasus, oft triffst du sie an Wegrändern an. Das gefiederte und im Herbst rot gefärbte Laub erinnert zwar an die Esche, aber die Eberesche ist nicht mit ihr verwandt. Vor allem dient der mittelgroße Baum als Nahrungsquelle für Dutzende Insekten-, Säugetier- und Vogelarten, die die kleinen, kugelförmigen Früchte mit Vorliebe fressen. Indem die Vögel den Samen des Baumes unverdaut ausscheiden, tragen sie zur Fortpflanzung und Erhaltung dieser Baumart bei. Die sehr anspruchslose Eberesche, häufig »Vogelbeerbaum« genannt, ist der einzige Laubbaum, der auch

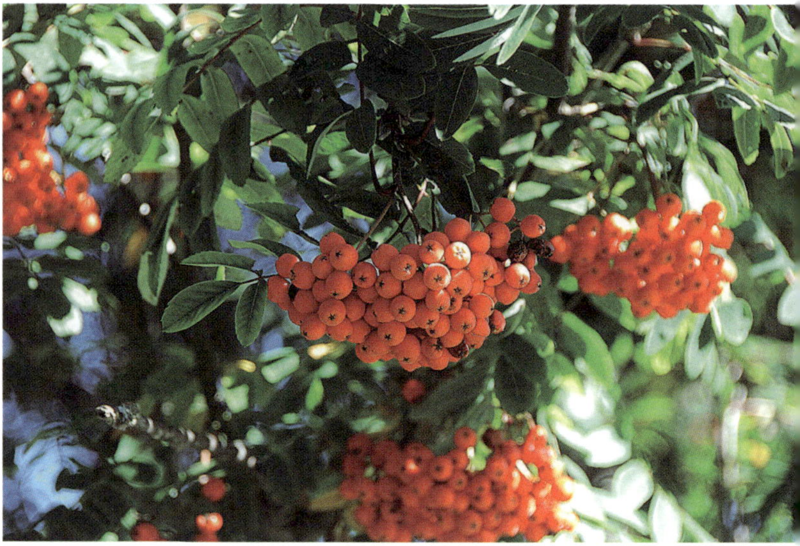

im Gebirge in einer Höhe von bis zu 2.000 Metern überleben und gedeihen kann. Wegen ihres raschen Wuchses wird sie gerne als Pionierpflanze angebaut, erreicht mit 80 bis 120 Jahren aber nur ein relativ kurzes Baumalter.

Die Eberesche als Heilpflanze

Die roten Früchte der Eberesche reifen im August oder im September und sind anders als oft behauptet nicht giftig. Aufgrund ihres hohen Vitamin-C-Gehalts waren die Vogelbeeren für die Menschen schon früher ein beliebtes Hausmittel bei Erkältungen sowie gegen Heiserkeit und stärken vorbeugend die Abwehrkräfte. Getrocknete Beeren und Blätter helfen als Tee bei Magenbeschwerden, Husten oder Durchfall.

Die Eberesche als Nahrungsmittel

Vogelbeeren sind schmackhaft und aufgrund wichtiger Pflanzenstoffe und eines hohen Gehalts an Vitamin C sehr gesund. Nach dem ersten Frost schmecken die säuerlichen Beeren süß und man kann die frischen Früchte kauen und zu Saft oder Marmelade verarbeiten.

Weitere interessante Bäume stelle ich dir im 2. Teil des Kapitels »Raum der Bäume« vor.

Schon gewusst?

Kaum vorstellbar: In Deutschland gibt es nach Schätzungen rund 90 Milliarden Bäume (90.0000.000.000!), verteilt auf ca. 90 Baum- und Straucharten.

Raum der Heilung – 1. Teil

»Der Wald ist der beste Erholungsort für unseren Körper und unsere Seele.«

Peter Butenuth

Der Wald als ein Raum der Heilung ist wie eine Klinik direkt vor deiner Haustür: Er hat jederzeit für dich geöffnet und bietet dir ein vielseitiges Angebot an wohltuenden und spannenden Behandlungsmethoden.

Allerdings finde ich es schade, wenn man hier nur dem aktuellen Trend des sogenannten Waldbadens folgt. Für mich besteht die heilsame Wirkung des Waldes aus vier eng miteinander verbundenen und ineinander überfließenden Komponenten:

Atmung – Achtsamkeit – Waldbaden – Resilienzförderung

In dem folgenden 1. Teil möchte ich dich einladen, die Bedeutung deiner Atmung besser zu verstehen, den Wald mit allen Sinnen wahrzunehmen und die Praxis des Waldbadens kennenzulernen. Zusätzlich kannst du einige hilfreiche Übungen ausprobieren und erfährst, wie du mehr Achtsamkeit in deinen Alltag integrieren kannst. Im späteren 2. Teil möchte ich dir neben weiteren Übungen gerne vermitteln, wie du – vergleichbar mit einem Baum – starke Lebenswurzeln entwickeln und deine Resilienz fördern kannst.

Richtig atmen – wie geht das eigentlich?

Wenn du in den Wald gehst, spürst du es instinktiv: Die Waldluft, die du einatmest, tut dir gut.

Atmen ist die grundsätzliche Voraussetzung für unser Leben, und wenn du den Wald mit allen Sinnen genießen möchtest, sollten wir mit der Frage des »richtigen« Atmens beginnen.

Von dem verstorbenen schweizer Pfarrer und Dichter Kurt Marti stammen diese wunderschönen Worte, die deutlich machen, welche Lebensfreude mit unserem Atmen verbunden ist:

»Mein Atem geht – was will er sagen?
Vielleicht: Schau! Hör! Riech! Schmeck! Greif! Lebe!
Vielleicht: Gott atmet in dir mehr als du selbst.
Und auch: In allen Menschen, Tieren, Pflanzen atmet er wie in dir.
Und so: Freude den Sinnen! Lust den Geschöpfen! Frieden den Seelen!«

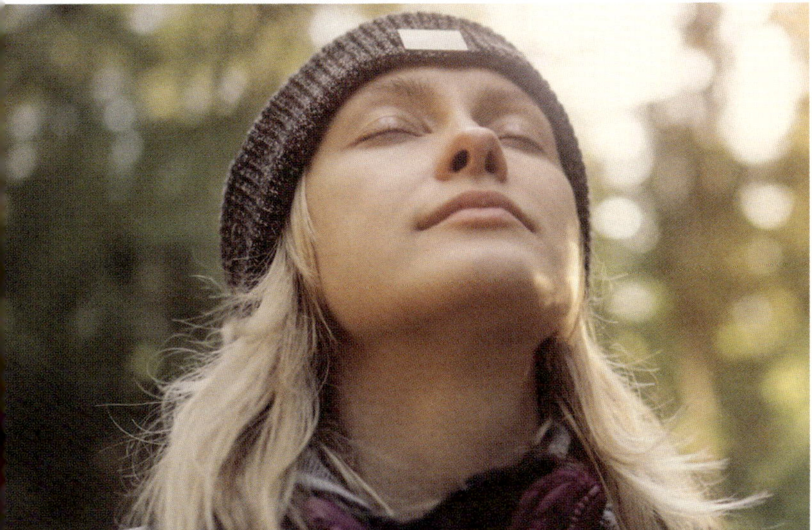

Warum können wir im Wald so gut durchatmen?

Bäume produzieren viel Sauerstoff und deshalb ist davon im Wald reichlich vorhanden. Außerdem enthält Waldluft bis zu 90 % weniger Staubteilchen als Stadtluft und ist insbesondere für Asthmatiker und andere lungenkranke Menschen aufgrund der Staubfilterwirkung bestens zur Entlastung der Atemwege und Regenerierung der Lunge geeignet. Die Luft im Wald ist so staubarm, wie du es sonst nur im Gebirge oder am Meer erleben kannst.

Erwiesen ist auch, dass die Waldluft viele Stoffe enthält, die sich positiv auf unsere Gesundheit auswirken: Der typische würzige Waldgeruch entsteht durch die Terpene – wichtige aromatische Bestandteile (Duftstoffe) von Harzen, Pflanzensäften und ätherischen Ölen der Bäume. Bei jedem Waldspaziergang atmest du diese Terpene ein, mit denen Pflanzen untereinander Botschaften austauschen, und stärkst dein Immunsystem. Die Konzentration dieser Terpene im Wald ist übrigens vor allem im Sommer und nach Regen oder Nebel am höchsten. Studien des japanischen Mediziners Qing Li (Nippon Medical School, Tokio) haben bewiesen, dass die Terpene das Immunsystem stärken und sogar sogenannte Killerzellen aktivieren, die Tumore bekämpfen. Diesen Untersuchungen zufolge steigert ein Tag im Wald die Anzahl der körpereigenen Abwehrzellen um bis zu 40 %. Zudem wirken die bioaktiven Substanzen in der Waldluft bei organischen und psychischen Krankheiten wie Depressionen vorbeugend und therapieunterstützend.

Wald – Atmen – Lunge. Drei Wörter, die in direktem Zusammenhang stehen. Damit der Wald seine heilende Wirkung richtig entfalten kann, möchte ich dir gerne etwas über deine Lunge und die »Kunst des Atmens« erklären.

»Kunst des Atmens?«, fragst du vielleicht. Es stimmt, wir atmen ganz automatisch. Aber – die richtige Atemtechnik kann Schmerzen lindern, heilen, Verdauungsstörungen beheben und das Gehirn aktivieren. Wie das geht, erfährst du in diesem Kapitel.

Unsere Lunge ist eine echte Wundermaschine

Für die meisten von uns ist Atmen völlig selbstverständlich, jede Minute atmen wir mehrfach ein und aus – meistens völlig unbewusst. Unsere Lunge übernimmt dabei eine der lebenswichtigsten Aufgaben in unserem Körper, sie versorgt bei jedem Atemzug deine Muskeln, Organe und jede einzelne Zelle mit frischem Sauerstoff. Der Sauerstoff gelangt durch die dünnen Wände der Lungenbläschen ins Blut und das Kohlenstoffdioxid geht über die Blutkapillaren zurück in die Lungenbläschen der Lunge, um von dort aus wieder ausgeatmet zu werden.

Besonders beeindruckend finde ich die Werte über die tägliche Leistung unserer Lunge:

80 Quadratmeter – so groß wie eine Dreizimmer-Wohnung – ist die Oberfläche aller deiner ca. 300 Milliarden Lungenbläschen zusammen.

10.000 bis 15.000 Liter Luft atmest du jeden Tag ein und aus, so viel wie als Wasser in ca. 80 Badewannen passt. Bei jedem Atemzug nimmt deine Lunge etwa einen halben Liter Luft auf, von der rund ein Fünftel aus Sauerstoff besteht. Beim Sport oder bei körperlicher Anstrengung erhöht sich deine Atemfrequenz und die Menge an eingeatmeter Luft verringert sich durch den verkürzten Atemvorgang.

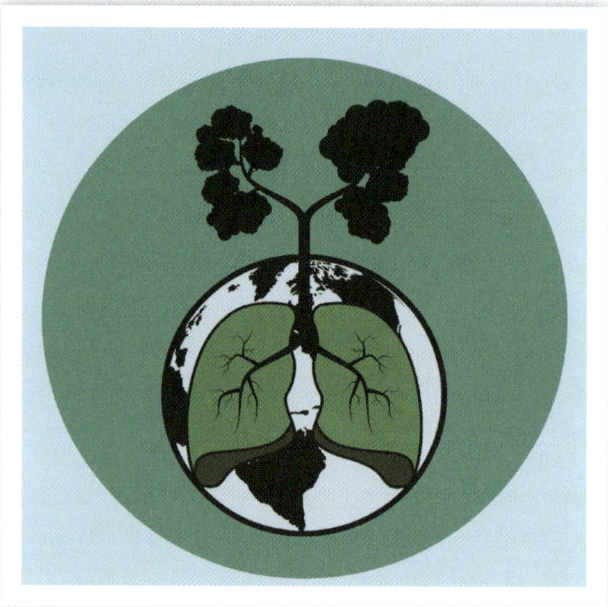

20.000 Atemzüge benötigst du ungefähr pro Tag, um diese Luftmenge aufzunehmen, und atmest dafür im Schnitt 12- bis 18-mal pro Minute. Zum Vergleich: Babys atmen aufgrund ihrer höheren Atemfrequenz 40- bis 50-mal pro Minute. Ein Blick in die Tierwelt: Kolibris machen ca. 250 Atemzüge in dieser Zeit, Elefanten nur 6.

In meinen Seminaren werde ich häufig gefragt, wie richtiges bzw. bewusstes Atmen im Wald (und im Alltag) eigentlich funktioniert oder ob es Übungen dafür gibt:

Genau wie du denke ich normalerweise nicht über meine Atmung nach – ich tue es einfach. Meine erste Empfehlung zu dieser Frage wäre deshalb, deinen eigenen Atemvorgang zukünftig bewusster wahrzunehmen und dabei eine tiefe Atmung zu forcieren bzw. zu trainieren. Bevor du jetzt weiterliest, lege kurz das Buch zur Seite und achte auf deine momentane Atmung:

- Wie regelmäßig ist deine Atmung gerade?
- Atmest du tief in den Bauchraum hinein oder nur flach in die Brust?
- Fühlt sich deine Atmung entspannt oder eher gepresst an?

»Deine Atmung beeinflusst auch deine Gesundheit – deshalb öfter einfach mal tief durchatmen!«

Das Atmen wird bereits seit Jahrtausenden in der Naturmedizin als Heil- und Therapiemittel genutzt, es beeinflusst viele Vorgänge im Körper und regt die elektrochemischen Prozesse in allen Körperzellen an. Der eingeatmete Sauerstoff ist eine wichtige Ressource für unsere Zellen und an allen Prozessen im Körper beteiligt. Unsere Zellen benötigen Sauerstoff für ihren Stoffwechsel und schon wenige Minuten ohne Sauerstoff bringen unseren Körper zum Stillstand. Leider kann unser Körper Sauerstoff nicht lange speichern und wir müssen ständig mittels Gasaustauschs in den Lungenbläschen neuen zuführen: Sauerstoff wird von der Lunge an den Körper abgegeben, das entstandene Kohlendioxid mit der Luft dann wieder ausgeatmet. Je besser die Zellen mit Sauerstoff versorgt sind und je effektiver so der Abtransport von Giftstoffen erfolgt, desto stärker und gesünder wirst du dich fühlen – sowohl körperlich als auch geistig.

Grundsätzlich gilt: Wenn du durch die Nase atmest, atmest du automatisch tiefer und länger und dadurch auch entspannter als andere, die durch den Mund atmen. Um Spannung schnell abzubauen und Stress zu reduzieren, reichen schon einige bewusste und tiefere Atemzüge aus. Unsere automatische Atmung im Alltag läuft oftmals leider viel zu flach ab, in der Regel atmen wir nur über den Brustkorb ein und aus. Tiefere Atemzüge bis in den Bauchraum hinein dagegen erhöhen die Konzentration von Sauerstoff im Blut sowie die Sauerstoffversorgung des Gehirns. Mit etwas Übung bist auch du in der Lage, durch eine bewusste Verlangsamung und Vertiefung deiner Atmung die Herzfrequenz sowie den Blutdruck zu senken und bei Bedarf deine psychische Anspannung zu reduzieren.

Man unterscheidet zwischen zwei Atemtechniken: der **Brustatmung,** bei der du nur flach atmest, also lediglich deine Schultern und die Brust am Atemprozess beteiligt sind. Dabei nutzt du nur einen Teil deines gesamten Lungen- und Atemvolumens aus. Der Atem kann so nicht tief und lang werden. Falls du überwiegend nur bis in die Brust atmest, kann sich das

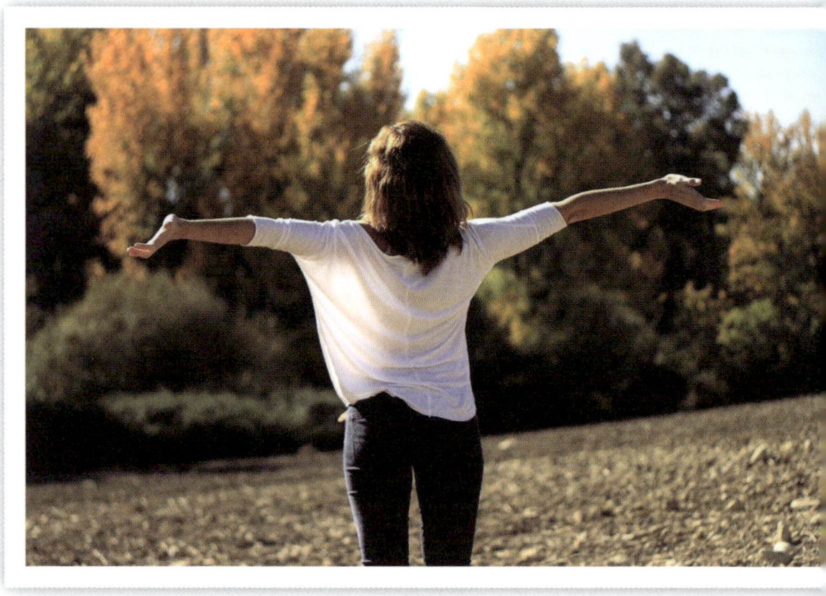

negativ auf deinen Körper und dein mentales Wohlbefinden auswirken, da nicht die gesamte Lunge, sondern nur der obere Teil mit Sauerstoff versorgt wird. Als Folge entstehen unter Umständen Kopfschmerzen, Müdigkeit sowie Energiemangel und du hast teilweise Probleme, dich zu fokussieren.

Hinweis: Insbesondere Menschen, die zeitweise unter einer Angst- oder Panikstörung leiden, sollten oberflächliche Brustatmung vermeiden, da die Symptome dadurch ggf. noch verstärkt werden können.

Besser ist die sogenannte **Vollatmung,** also eine Bauch- und Zwerchfellatmung – eine Technik, bei der dein gesamter Brust- und Bauchbereich am Atemprozess beteiligt ist. Bei dieser Atmung bis tief in den Bauchraum hinein wird das Gehirn und somit der Körper mit ausreichend viel Sauerstoff versorgt. Leider verwenden wir im Alltag diese Atemtechnik viel zu selten, meistens nur bei körperlicher Anstrengung oder bei plötzlicher Atemnot. Diese Vollatmung erfordert sehr viel Achtsamkeit und benötigt eine aktive und bewusste Konzentration auf deine Atmung.

Atmen kannst du trainieren

Deine An- oder Entspannung stehen in enger Verbindung zu deiner Atmung. Du kennst das: Es gibt Momente, in denen du buchstäblich erleichtert aufatmest oder vor Spannung den Atem anhältst. Insbesondere, wenn du aufgeregt oder gestresst bist, also z. B. einen Prüfungsraum oder eine Bühne betrittst, atmest du fast automatisch noch einmal tief ein und aus, um dich zu beruhigen.

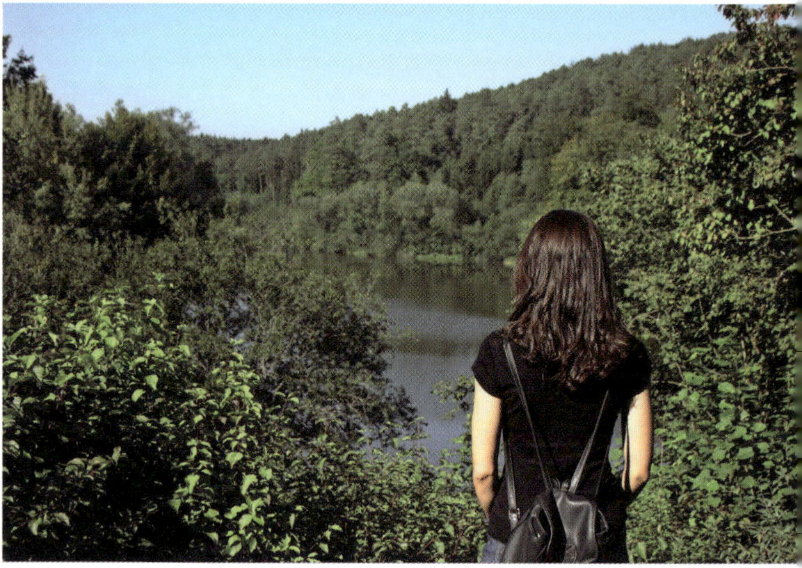

Neben speziellen Atemübungen zum Entspannen, zum besseren Einschlafen oder zur Stressreduktion kannst du gezielt daran arbeiten, deinen Atem nachhaltig zu verbessern: Auch du kannst tiefer, ruhiger und langsamer atmen und so von den langfristigen Effekten einer gesunden Atmung profitieren. Regelmäßig ausgeführte einfache Übungen helfen dir, das tiefe Atmen zu einer gesunden Gewohnheit werden zu lassen.

Am besten wäre es natürlich, deine Atemübungen im Wald oder in der Natur zu machen – aber auch zu Hause in einem gut gelüfteten Raum können sie jederzeit durchgeführt werden.

Ein paar Tipps vorweg:

- Der einfachste Tipp, um deine Atmung im Alltag zu verbessern, besteht darin, den Raum, in dem du dich befindest, regelmäßig zu lüften und dich zudem möglichst viel an der frischen Luft zu bewegen. Das hört sich zwar so einfach an, wird aber manchmal (auch von mir) aus Bequemlichkeit vergessen …
- Deine Körperhaltung trägt dazu bei, deinen Atem tief und frei fließen zu lassen. Halte deinen Oberkörper möglichst aufrecht und zieh die Schulterblätter nach hinten zusammen, um so deine Wirbelsäule aufzurichten. Dabei hilft es, die Schultern einmal über vorne nach oben zu kreisen und dann über hinten wieder nach unten sinken zu lassen.
- Konzentriere dich möglichst auf den richtigen Atemrhythmus: einatmen, ausatmen, Pause. Insbesondere in stressigen Situationen solltest du versuchen, diesen Rhythmus bewusst wahrzunehmen, um so dein Stresslevel erfolgreich zu reduzieren.
- Sofern du körperlich keine Einschränkungen hast, empfehle ich dir regelmäßen Ausdauersport, ergänzt durch etwas gezielten Kraftsport. Das hat mehrere positive Effekte: Durch die körperliche Anstrengung beim Ausdauersport benötigt dein Körper mehr Sauerstoff und du atmest automatisch tiefer. Gezielter Kraftsport kann dich dabei unterstützen, eine kräftigere Bauchmuskulatur aufzubauen, die ein tieferes Atmen fördert.
- **Hinweis:** Schau doch mal im Internet, ob es in deiner Umgebung im Wald einen Natur-Trimm-dich-Pfad gibt. Hier kannst du auf entspannte Art in frischer Luft ein wenig laufen und bei Zwischenstopps verschiedene Dehn- und Kraftübungen machen.

- Enge und zu fest sitzende Kleidung verhindert eine tiefe Atmung. Insofern empfehle ich dir, für deine Waldgänge und Atemübungen nur bequeme Kleidung zu tragen, die dir im wahrsten Sinne des Wortes Raum zum Atmen lässt.
- Bei einer gekrümmten Sitzhaltung haben dein Zwerchfell und deine Bauchmuskeln weniger Platz und können sich so nicht in ihrem vollen Ausmaß am Atemprozess beteiligen. Versuche insbesondere bei sitzender Tätigkeit, deinen Rücken gerade zu halten.
- Eine kleine Miniübung: Atme 3- bis 5-mal tief durch die Nase ein und den Mund aus. Lass dabei mit dem Ausatmen alle Anspannung aus dir herausfließen. Spürst du die entspannende Wirkung?

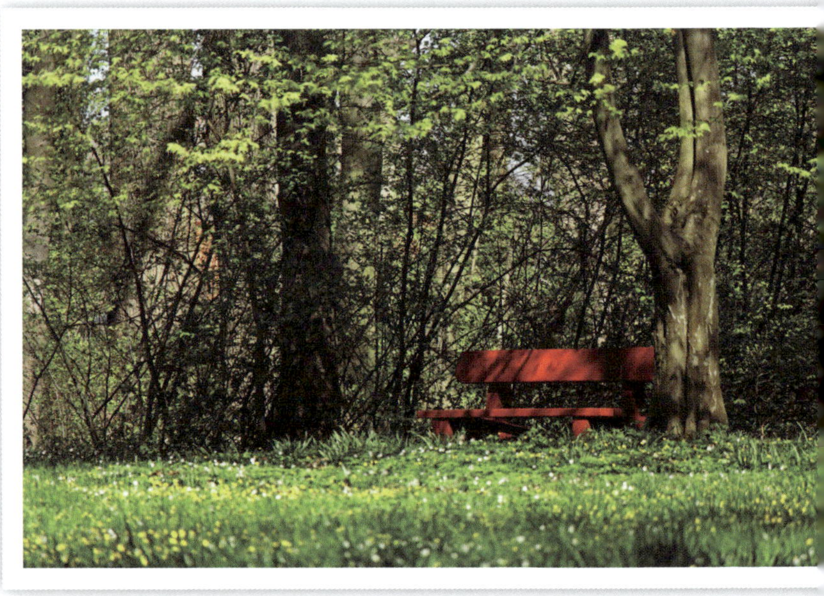

Atemübungen zur Entspannung und gegen Stress

Die 4 x 4-Atmung: Bei dieser Übung sind die Ein- und Ausatmung sowie die jeweiligen Atempausen immer gleich lang, jeweils 4 Sekunden. Stell dich entspannt und aufrecht hin und atme dann 4 Sekunden lang durch die Nase ein, halte deinen Atem für 4 Sekunden an. Dann atmest du 4 Sekunden lang aus und machst 4 Sekunden Pause bis zum nächsten Einatmen. Diese Übung bitte 10-mal wiederholen.

Die 4711-Atmung: Nein, du benötigst dafür keine Flasche des berühmten Parfüms Eau de Cologne, sondern es geht nur um eine schnelle Atemübung zur Entspannung in Stresssituationen. Dafür atmest du im Sitzen oder Stehen in einem gleichbleibenden Rhythmus jeweils 4 Sekunden lang ein und dann 7 Sekunden lang aus, beides wird nun 11-mal wiederholt. Durch diese lang gezogene und besonders intensive Ausatmung kommst du schnell wieder zur Ruhe.

Tipp: Die 4711-Atmung hilft auch besonders gut bei Einschlafproblemen.

Tiefe Brust- und Bauchatmung: Für eine tiefe Bauchatmung setzt du dich entweder aufrecht hin oder legst dich mit geradem Rücken auf den Boden. Deine Füße kannst du gerne bequem aufstellen oder du streckst die Beine entspannt auf dem Boden aus. Nun legst du die Hände rechts und links locker auf deinen Brustkorb und spürst, wie sich der Brustkorb mit jedem Einatmen weitet. Nach 5 Atemzügen wechselst du zur Bauchatmung und legst dafür deine Hände entspannt auf den Bauch und füllst mit jedem Einatmen deinen Bauchraum mit Luft. Ebenfalls nach 5 Atemzügen wechselst du zurück in die Brustatmung, dann wieder in die Bauchatmung – insgesamt 5 Wiederholungen dieses Wechsels. Für eine kurze Pause und zur schnellen Entspannung kannst du anstatt einer wechselnden Brust- und Bauchatmung auch nur die Bauchatmung einsetzen.

Beruhigende Wechselatmung: Bitte setz dich aufrecht hin, gerne auch im »Schneidersitz« direkt auf den Boden, und mach deine Augen zu. Mit dem Daumen deiner rechten Hand verschließt du das rechte Nasenloch und atmest nun tief durch das linke Nasenloch ein. Nun kurz den Atem anhalten, mit dem Ringfinger das linke Nasenloch verschließen und durch das rechte Nasenloch wieder ausatmen. Jetzt rechts wieder einatmen, kurze Atempause, dein Daumen verschließt das rechte Nasenloch und du atmest diesmal links aus. Diese Übung solltest du 5- bis 10-mal wiederholen.

Schnelle Beruhigungsatmung: Neben einer besonders tiefen und intensiven Atmung empfiehlt sich zur Beruhigung auch die sogenannte Stoßatmung. Atme durch die Nase ein und halte den Atem für einige Sekunden. Dann atmest du die gesamte Luft 5-mal hintereinander stoßartig durch den Mund wieder aus.

Atemübung bei Panikattacken: Eine Panikattacke kann jeden von uns überraschend treffen, auch wenn du nicht unter einer sogenannten Panikstörung leidest. Solche Panikattacken haben oftmals keinen direkten Auslöser, sondern sind das langfristige Resultat von Stress und Überlastung. Anzeichen auf körperlicher Ebene können u. a. Symptome wie Zittern, Herzrasen, Schwindel oder Atemnot und Hyperventilation sein. Bei

Panikattacken ist es wichtig, schnell das Stresslevel für Körper und Geist zu senken und den Atem wieder zu beruhigen und zu vertiefen, um eine Hyperventilation zu vermeiden.

Zuerst solltest du dich darauf konzentrieren, wieder bewusst und gleichmäßig tief zu atmen. Beobachte deinen Atem – vielleicht atmest du sehr flach und schnell oder u. U. aus Angst vor unzureichender Luftversorgung zu viel Luft ein? Setz dich aufrecht hin und atme tief in deinen Bauch ein. Lege dabei am besten deine Hände flach auf deinen Bauch, um so zu spüren, wie er sich mit Luft füllt und die Luft wieder hinauslässt. Der direkte Kontakt mit deinen Händen unterstützt dich bei dem tiefen Ein- und Ausatmen und hat zudem eine beruhigende Wirkung.

»Der Atem ist ein Freund, der dich in seine Schwingung, seine Lebendigkeit, seine Zartheit und Innigkeit und in seine Kraft aufnimmt und dich trägt und hält. Wenn du ihn vergessen hast, nicht achtest, gegen seine – deine – Schwingung lebst, hast du dich vergessen. Und doch ist er immer da und singt dir das Lied deiner Seele vor. Du musst nur lauschen.«
(Atemtherapeutin Herta Richter)

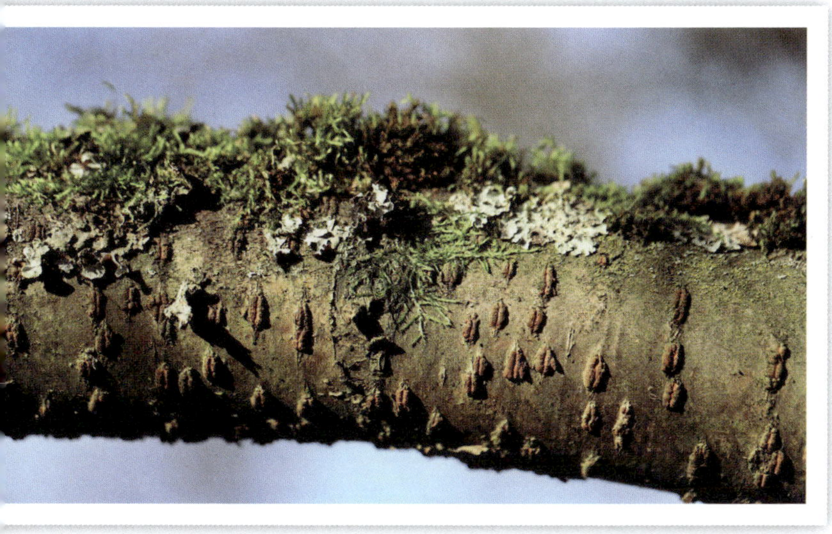

Den Wald mit allen Sinnen erleben

»Schau tief in die Natur, dann wirst du alles besser verstehen.«

Albert Einstein

Ein wesentlicher Bestandteil des Waldbadens und des Achtsamkeitstrainings ist die Schulung deiner Sinne, also die Konzentration auf das, was du im Moment siehst, hörst, fühlst, riechst und schmeckst. Das hört sich eigentlich ganz einfach an: Du musst dafür lediglich deine fünf Sinne wieder bewusst aktivieren.

Aber leider bleibt uns im Alltag kaum noch Zeit für ein bewusstes Wahrnehmen. Wir stehen beruflich unter ständigem Zeitdruck, die tägliche Flut an Mails und Social-Media-Nachrichten überrollt uns und private oder gesellschaftliche Verpflichtungen nehmen uns gefühlt jede freie Minute. Alles soll möglichst schnell gehen – und trotzdem ist der Tag oft viel zu kurz für das, was wir uns vorgenommen haben. Immer mehr wächst das Bedürfnis, einfach mal einen Schritt zurückzutreten und innezuhalten, bevor uns alles zu viel wird.

Gerade für ein heilsames Waldbaden und die Schulung deiner Achtsamkeit ist es wichtig, deine Sinne auch tagsüber immer wieder bewusster und möglichst auch unabhängig voneinander einzusetzen. Deine Sinne und deine Wahrnehmung sind unmittelbar miteinander verbunden. Unsere Wahrnehmung erfolgt über die fünf Sinne »Sehen«, »Hören«, »Riechen«,

»Schmecken«, »Tasten« und nur durch sie gelangen die wichtigen Informationen über unsere direkte Umwelt in unser Gehirn. Die Wahrnehmung ist also unsere Fähigkeit, Informationen über die Sinne aktiv aufzunehmen und sinnvoll zu verarbeiten bzw. im Gehirn zu interpretieren.

Ergänzt werden unsere fünf Sinne noch durch weitere wie das Empfinden von Temperatur, das Empfinden von Schmerz und unseren Gleichgewichtssinn. Am stärksten dominiert aber unser »Seh-Sinn«: rund 80 % der Informationen, die unser Gehirn erreichen, haben einen visuellen Ursprung.

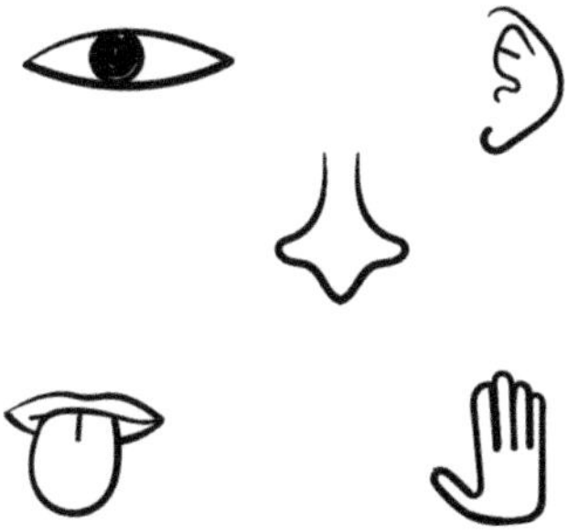

Klassisches Waldbaden basiert auf einem bewussten Erleben mit allen Sinnen, du musst buchstäblich mit offenen Augen und Ohren und wachen Sinnen im Wald unterwegs sein. Spannend wird es für dich, wenn du z. B. den Sehsinn einfach ausschaltest und dich stattdessen auf das Riechen, Fühlen oder Hören konzentrierst. Eine bessere Wahrnehmung vertieft dein Walderlebnis und macht dich auch im Alltag feinfühliger. Wenn du im Wald über deine Sinne alle Empfindungen und besonderen Momente wie die wärmende Sonne auf deiner Haut oder den Duft des Nadelwaldes abspeicherst, kannst du diese Eindrücke in stressigen Momenten auch wieder abrufen. Du spürst sie erneut und das gibt dir Kraft.

Mein Tipp: Wenn du deine fünf Sinne neu für dich entdecken und aktivieren möchtest, werde erneut zum Kind! Erwecke die Neugier, Offenheit und Begeisterungsfähigkeit aus deiner Kindheit wieder zum Leben. Erinnerst du dich noch daran, mit welchem Erstaunen und welcher Unvoreingenommenheit du früher alles Neue, jedes Geräusch, jedes Gefühl und jeden Geschmack wahrgenommen hast? Als Erwachsener verlieren wir leider viel zu oft unsere kindliche Entdeckungsfreude: Wir bewerten etwas nur aufgrund von Annahmen oder Vorurteilen, anstatt es einfach mal auszuprobieren. Kinder fassen alles an, stecken fast alles in den Mund und lernen durch ihre direkten Sinneswahrnehmungen. Probier es doch mal aus – es kann so schön sein, sich einfach mal wieder vom Regen durchnässen zu lassen oder sich ohne Rücksicht auf saubere Kleidung auf den Waldboden zu legen oder durchs Gebüsch zu streifen ...

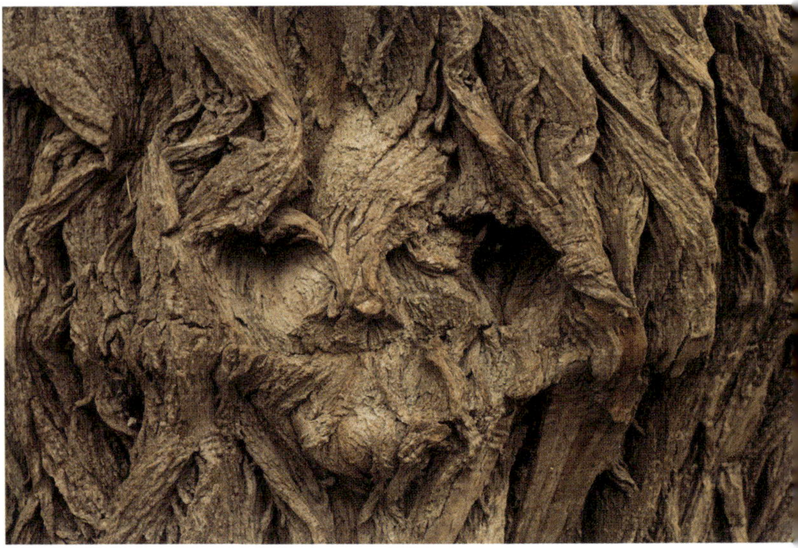

Einsteigerübung: Wald erleben mit allen Sinnen

Hier eine gute Einsteigerübung für deinen nächsten »Wald-Badetag«:
Wenn du im Wald ankommst, nimm dir zuerst 5 bis 10 Minuten Zeit. Setz dich auf eine Bank, einen Baumstumpf oder einfach auf den moosigen Waldboden, schließ vielleicht die Augen und stell dich innerlich auf dein Waldbad ein. Hilfreich ist es, wenn du gleich zu Beginn mit einer der Atemübungen zur Entspannung aus diesem Buch startest.

Nun gehst du langsam den Weg entlang, den du dir ausgesucht hast, und bleibst dabei immer wieder stehen. Du kannst dich zum Innehalten gerne hinsetzen oder nach Möglichkeit auch hinlegen. Zwischen den verschiedenen Sinnesübungen solltest du jeweils eine kleine Pause einlegen.

Konzentriere dich in der ersten Phase auf deine Augen:
Fokussiere dich auf den Gesamtanblick des Waldes um dich herum und schau dir dann in aller Ruhe die Details an. Welche Farben um dich herum nimmst du wahr? Wie viele Grün- und Brauntöne und welche ungewöhnlichen Farben entdeckst du? Welche besonderen Formen siehst du hier in der Natur?

Geh dicht an einen Baum heran und schau dir die Borke des Baumes und seine Blätter oder Nadeln genau an. Versuch, dabei jedes Detail zu erkennen, das Muster der Rinde und die Formen der Blätter. Schau mal nach oben, in die Baumkronen. Wie gefällt dir der Himmel aus dieser Sicht, wie bewegen sich die Blätter im Wind? Knie dich hin oder leg dich auf den Boden: Was siehst du, welche Insekten krabbeln herum, findest du etwas, was du hier nicht erwartet hast?

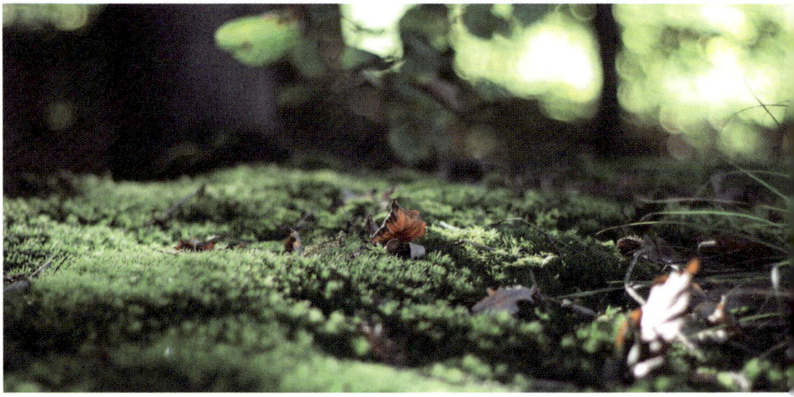

In der zweiten Phase arbeitest du nur mit deinem Gehör:
Du öffnest bewusst deine Ohren und lauschst hinein in den Wald. Konzentriere dich auf die Stille zwischen den Geräuschen und dann auf die Geräusche selbst. Welche sind fern, welche näher? Mach diese Übung mit geschlossenen und mit offenen Augen. Welche Unterschiede nimmst du wahr? Gibt es Geräusche im Wald, die dir eine eigene Geschichte erzählen oder ein Gefühl der Sicherheit geben? Geh langsam weiter und achte dabei auf die Geräusche deiner Füße. Was verändert sich, wenn du den Weg verlässt und unterschiedlichen Waldboden betrittst, wie hört sich das Laub unter deinen Füßen an? Abschließend versuche, möglichst leise und sehr behutsam zu gehen und dabei möglichst keine Geräusche zu machen.

Jetzt setzt du vorrangig deine Nase ein:
Schließe bitte deine Augen und atme gleichmäßig tief durch die Nase ein. Wie riecht der Wald in seiner Gesamtheit, was für Gefühle weckt der Geruch bei dir? Nimmst du unter-

schiedliche Gerüche wahr? Nimm nun etwas Laub, frische Blätter oder Nadeln in die Hand und halte sie dicht unter deine Nase. Wie riecht es, erinnert dich der Geruch an irgendetwas? Mach die Übung mit offenen und geschlossenen Augen, verändert sich dabei deine Wahrnehmung oder die Intensivität des Geruchs?

In der vierten Phase nutzt du deinen Tastsinn und deine Hautoberflächen zum Erfühlen deiner Umgebung:
Wenn du es rein biologisch betrachtest, ist die Haut dein größtes Sinnesorgan. Das merkst du besonders intensiv, wenn du in ein kaltes Wasserbecken springst, am Strand die Sonne auf deinem Körper brennt oder du den Wind in deinem Gesicht bzw. auf deiner Haut fühlst. Wenn du im Wald bist, kannst du mit deinem Tastsinn und dem Empfinden deiner Haut verschiedene Dinge wahrnehmen, ausgehend vom Gesicht bis hinunter in die Zehenspitzen. Wie fühlt sich der Boden an, auf dem du gerade stehst? Streich einmal sanft über Moos oder Gräser. Spürst du kleine Steinchen durch die Sohle deiner Schuhe? Berühre die Oberfläche der Bank, auf der du gerade sitzt. Wie fühlt sich die Rinde eines Baumes an, den du mit geschlossenen Augen abtastest? Falls du an einem Fluss oder See vorbeikommst, fass in das Wasser oder geh mit den Füßen hinein. Auch bei deinen Tastsinn-Übungen solltest du zwischen Öffnen und Schließen deiner Augen variieren. Du wirst überrascht sein, wie sich eigentlich bereits Bekanntes mit geschlossenen Augen für dich anfühlt.

Zum Abschluss konzentrierst du dich jetzt auf deinen Geschmackssinn:
Nimm mit geschlossenen Augen einen Schluck aus deiner mitgenommenen Wasser- oder Teeflasche. Wie schmeckt das Wasser, wie fühlt sich die Fülle des Geschmacks in deinem Mund an? Was empfindest du beim ersten Biss in den mitgenommenen Apfel oder Müsliriegel während einer Pause? Wenn du dich in Bezug auf Pflanzen und Bäume im Wald wirklich gut auskennst, probiere doch mal ein frisches Buchenblatt, die frischen Fichtenspitzen im Mai oder Beeren im Herbst.

Empfehlung: Genau wie beim Betreten des Waldes solltest du dir auch für das Verlassen des Waldes etwas Zeit zum Reflektieren nehmen. Gönn dir zum Ende noch 5 bis 10 Minuten, um nicht zu abrupt in den Alltag zurückzukehren.

Mein Tipp für ein besonderes Fühl-Erlebnis:
Warum nicht mal barfuß laufen? Ohne Schuhe und Strümpfe spüren deine Zehen, Fußsohlen, Ballen und Fersen, wie unterschiedlich der Boden sein kann. Besonders vielfältig ist dieses Erlebnis auf einem sogenannten Barfußwanderweg oder Fußfühlpfad – es gibt in Deutschland rund 70 dieser Erlebniswege. Dort läufst du wechselweise über weichen, harten, trockenen oder feuchten Boden und spürst, wie intensiv sich z. B. Rindenmulch, Kieselsteine, Tannennadeln, Wiese oder Steine unter deinen Füßen anfühlen. Ergänzt wird dieses Erlebnis oftmals durch eiskaltes Bachwasser oder knöcheltiefen Schlamm. Ich garantiere dir nicht nur eine Wohltat für Füße und Zehen durch die wechselnden Untergründe, sondern auch einen Riesenspaß für die ganze Familie.

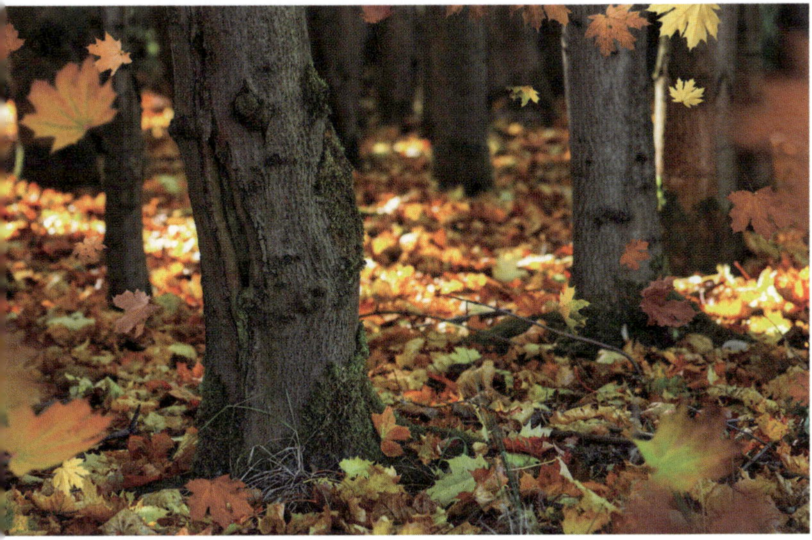

Übung: Die »5-4-3-2-1«-Methode

Eine klassische Achtsamkeitsübung für die Wahrnehmung mit allen Sinnen ist die sogenannte **»5-4-3-2-1«-Methode** (nach Betty Erickson bzw. Yvonne Dolan). Diese Methode, um deine Aufmerksamkeit ganz gezielt auf das Hier und Jetzt zu richten, ist nicht nur gut für mehr Achtsamkeit im Alltag, sondern kann auch akuten Angstzuständen oder einer Panikattacke entgegenwirken.

Am besten eignet sich für diese Übung ein passender Platz im Wald oder in der Natur, aber sie funktioniert auch zu Hause oder in einem ruhigen Büroraum.

Vorrangig geht es jetzt darum, dich über deine fünf Sinne auf das Hiersein zu fokussieren: Du beginnst mit einem Moment des Innehaltens, atmest dabei ruhig ein und aus und nimmst so **5 bis 6 bewusste Atemzüge.** Nun gehst du in die Beobachtungsphase und lässt dir dabei aber so viel Zeit, wie du möchtest. Zähle deine Wahrnehmungen laut oder in Gedanken auf:

Sehen: Nimm **fünf** verschiedene Dinge wahr, die du in diesem Moment in deinem Blickfeld sehen kannst. Die Farbe eines Baumes, einen Stein auf dem Weg, ein Blatt auf dem Boden, ein Stück des blauen Himmels ...

Hören: Konzentriere dich nun nacheinander auf **vier Geräusche,** die du jetzt gerade hören kannst.

Fühlen: Nun fokussiere dich auf deine Körperwahrnehmung. Lenke deine Aufmerksamkeit auf **drei** körperliche Empfindungen, die du spüren kannst. Die Härte der Bank, auf der du sitzt, den Wind in deinem Gesicht, den Kontakt deiner Füße zum Boden ...

Riechen: Lenke deine Aufmerksamkeit jetzt auf **zwei** Gerüche, die du gerade bemerken kannst. Den Geruch frisch geschlagenen Holzes, den warmen Geruch des Sommers ...

Schmecken: Und zum Schluss – was kannst du gerade mit deinem Geschmackssinn wahrnehmen? Richte einfach deine Aufmerksamkeit auf **einen** Geschmack, den du empfindest.

Wenn du diese Übung öfter angewendet hast und gut mit ihr vertraut bist, musst du dich nicht mehr grundsätzlich an die vorgegebene Struktur mit 5-4-3-2-1 halten. Dies erleichtert zwar am Anfang das Erlernen der Methode, aber du kannst problemlos auch spontan zwischen einzelnen Sinneswahrnehmungen wechseln oder die Anzahl der gesammelten Eindrücke variieren. Wichtig ist, dass die Übung und das Fokussieren auf deine verschiedenen Sinne für dich zu der gewünschten Entspannung führen.

Ich setze diese Übung für mich selbst gerne ein, indem ich mich je nach Stimmung nur auf einen oder zwei Sinne konzentriere, also z. B. im Wald oder zu Hause einfach auf das fokussiere, was ich sehe. Es kann sehr entspannend und beruhigend sein, einen Baum oder eine Vase mit frischen Blumen zu betrachten und dabei die Schönheit der Natur in allen Einzelheiten wahrzunehmen.

Übung: Den Wald durch den Fotoapparat neu entdecken

Früher war ich überzeugt, bei meinen Waldspaziergängen alles wahrzunehmen bzw. zu sehen. Aber es gibt viel unentdecktes Schönes, bei dem ein Fotoapparat dir unter Umständen buchstäblich die Augen öffnet. Nimm beim nächsten Waldbesuch dein Handy oder einen Fotoapparat mit und fotografiere einfach mal »drauflos«. Geh dabei auch mal dicht an Bäume und ihre Blätter heran, fotografiere Besonderheiten auf dem Waldboden oder richte den Apparat nach oben in die Baumwipfel und den Himmel. Zu Hause beim Betrachten der Fotos werden dir viele kleine Details auffallen und du bekommst einen völlig anderen Blickwinkel. Ich habe mir dafür auf meinem Laptop ein Fotoalbum angelegt und lade jeden Tag ein anderes Bild auf meinen Bildschirmschoner. Diese Achtsamkeitsübung trainiert dein bewussteres Wahrnehmen deiner Umgebung und macht zudem Spaß.

Übung: Deine Wahrnehmung in der Natur schärfen

Es ist eigentlich als Kinderspiel bekannt: »Ich sehe was, was du nicht siehst«. In meinen Wald-Workshops erlebe ich aber immer wieder, wie viel Spaß auch Erwachsene daran haben. Diese spielerische Übung steigert deine Aufmerksamkeit für den Augenblick und hilft dir, zukünftig deine Umgebung bewusster wahrzunehmen. Dafür stellt oder setzt ihr euch im Wald zusammen hin, beide bzw. alle Teilnehmer mit Blick in die gleiche Richtung. Im Wechsel sucht ihr euch ein Objekt im Sichtbereich des Waldes und benennt seine Farbe, Form oder Größe als Anhaltspunkt. Nun muss der andere erraten, um welches Objekt es sich handelt.

Du kannst diese Achtsamkeitsübung aber auch allein ausführen. Setz dich entspannt hin und schau dich genau um. Entdeckst du neue Dinge oder Details in der Natur, die dir vorher entgangen sind?

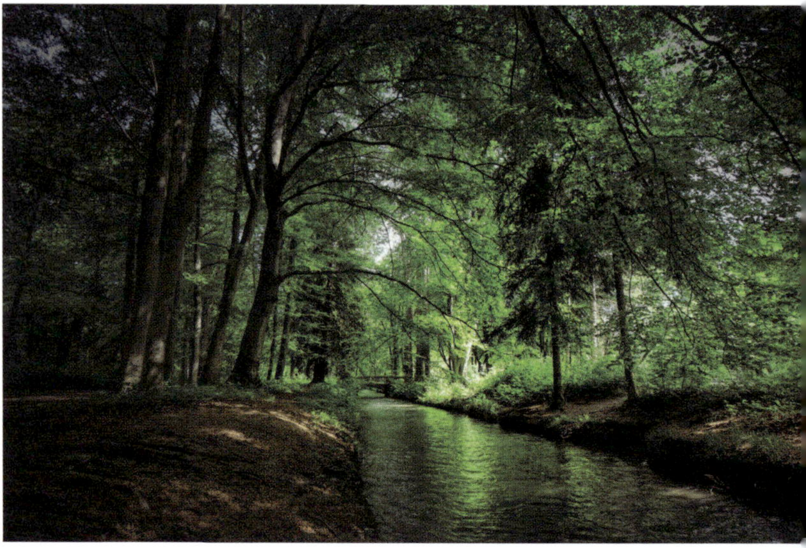

Vom Waldbaden – was ist das eigentlich?

»Wenn man so ganz allein im Wald steht, begreift man nur sehr schwer, wozu man in Büros und Kinos geht. Und plötzlich will man alles das nicht mehr.«

Erich Kästner

Alle Menschen sind Teil der Natur. Nur leider gerät dieser wesentliche Aspekt unseres Menschseins im Alltag viel zu oft in den Hintergrund. Speziell das Stadtbild unserer Großstädte ist von Hochhäusern und Asphalt geprägt. Für einen kleinen Ausgleich sorgen zwar die städtischen Parks, aber echte Ausflüge in die Natur haben oftmals Seltenheitswert. Wir Menschen verlieren Stück für Stück das Bewusstsein für unseren natürlichen Ursprung, aber Waldbaden kann dabei helfen, wieder eine Verbindung zur Natur zu schaffen. Diese Verbindung brauchen wir dringend zum Erhalt unserer körperlichen und geistigen Kraft.

Wenn du dich mit dem Waldbaden beschäftigst, fragst du dich vielleicht auch unwillkürlich, ob hier nicht einfach nur altes Wissen über die heilende Wirkung des Waldes mit einem neuen Namen versehen wurde oder ob es tatsächlich ein komplett neuer Wellness-Trend ist. Die Wahrheit liegt vermutlich wie so oft in der Mitte:

Bei uns ist der Wald seit dem Zeitalter der Romantik zu Anfang des 19. Jahrhunderts auch als Erholungs- und Sehnsuchtsraum bekannt. Besonders der Maler Caspar David Friedrich vermittelte in seinen Bildern die Sehnsucht nach unberührter Natur und einsamen Waldwanderungen. Viele Waldliebhaber kennen das Buch »Walden oder Leben in den Wäldern« des amerikanischen Schriftstellers Henry David Thoreau aus dem Jahr 1854 über sein zeitweiliges Leben als Aussteiger, das zum »Klassiker aller Alternativen« wurde. In seinem Buch beschreibt Thoreau sein Leben in einer Blockhütte, die er sich 1845 in den Wäldern von Massachusetts am See Walden Pond baute, um dort für mehr als zwei Jahre der industrialisierten Massengesellschaft der jungen USA den Rücken zu kehren. Dabei ging es ihm um den Versuch, einen alternativen und ausgewogenen Lebensstil zu verwirklichen:

»Ich zog in den Wald, weil ich den Wunsch hatte, mit Überlegung zu leben, dem eigentlichen, wirklichen Leben näherzutreten, zu sehen, ob ich nicht lernen konnte, was es zu lehren hätte, damit ich nicht, wenn es zum Sterben ginge, einsehen müsste, dass ich nicht gelebt hatte. Ich wollte nicht das Leben, was nicht Leben war; das Leben ist so kostbar. Auch wollte ich keine Entsagung üben, außer es wurde unumgänglich notwendig. Ich wollte tief leben, alles Mark des Lebens aussaugen, so hart und spartanisch leben, dass alles, was nicht Leben war, in die Flucht geschlagen wurde.«

Diese Liebeserklärung an ein natürliches, bewusstes Leben im Wald und die Wunder der Natur war auch gleichzeitig ein frühes Bekenntnis zum Minimalismus – ein Trend, der heute von vielen Menschen gegen den ständigen Konsumdruck gelebt wird.

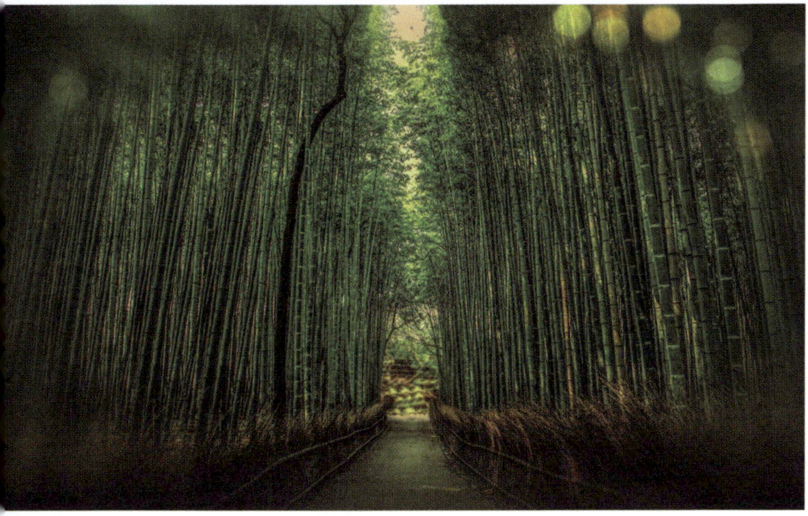

Der wissenschaftliche Ansatz für die Naturheilmethode des Waldbadens stammt allerdings tatsächlich aus Japan und wurde dort bereits seit den frühen 80er-Jahren unter dem Namen *Shinrin Yoku* etabliert und auch schulmedizinisch anerkannt. Die japanischen Worte *Shinrin Yoku* bedeuten übersetzt »ein Bad in der Atmosphäre des Waldes nehmen«. Ein wichtiger Bestandteil ist das bewusste Erleben der Natur mit allen Sinnen, häufig in Kombination mit Entspannungsübungen. In Japan gehört *Shinrin Yoku* nicht nur offiziell zu der von Ärzten verschreibungsfähigen Gesundheitsvorsorge, sondern wird als eine eigene wissenschaftliche Disziplin an Universitäten gelehrt und weiter erforscht.

Waldbaden ist ein besonderes Erlebnis für Körper und Seele, bei dem es darum geht, Stress abzubauen, deine Gedanken abzuschalten und achtsam, aber gleichzeitig absichtslos in die einzigartige Atmosphäre des Waldes einzutauchen. Hier findest du die dringend notwendige Entschleunigung, schöpfst neue Lebensfreude und füllst deine Energiereserven wieder auf. Ziel ist ein bewusst erlebter und entspannend wirkender Aufenthalt im Wald, bei dem der enge Kontakt zu der Natur im Fokus steht.

In Deutschland, Österreich und der Schweiz werden mittlerweile viele Kurse zum Erlernen des Waldbadens angeboten, die neben dem klassischen Waldspaziergang auch viele Achtsamkeits- und Atemübungen sowie Entspannungstechniken beinhalten.

Warum ist Waldbaden so gesund?

Die besondere Mischung aus frischer Luft, Sonnenstrahlen, die durch das grüne Blätterdach fallen, und Geräuschen des Waldes lässt uns innerlich zur Ruhe kommen. Der Aufenthalt im Wald verringert unseren Stresspegel und stimuliert gleichzeitig unsere Sinne. Dabei spielen vor allem folgende Faktoren eine wichtige Rolle:

- Es ist erwiesen, dass unser Blutdruck und unsere Pulsfrequenz bei Waldaufenthalten automatisch sinken.
- Da viele von uns ihren privaten und beruflichen Alltag überwiegend in geschlossenen Räumen verleben, hat das Waldbaden eine entschleunigende Wirkung. Der Spaziergang im Wald sorgt oftmals für eine Veränderung unserer Perspektive und eine Veränderung unserer Gedanken.
- Der Wald reduziert den sonst üblichen Lärmpegel deutlich. Anstatt dem üblichen Verkehrslärm, dem ständigen Handyklingeln und dem Hintergrundgeräusch von Gesprächen hören wir nur noch das Rascheln von Blättern und das Zwitschern von Vögeln.

- Deine Augen werden während des Waldspaziergangs entlastet, da sie sich nach der vielen Zeit, die wir täglich auf Bildschirme von PC oder Handy schauen, durch den Blick in die Ferne entspannen können. Das beugt auch Kurzsichtigkeit und trockenen Augen vor.
- Barfuß über den Waldboden zu laufen, die Rinde eines Baumes anzufassen oder einen Tannenzapfen in die Hand zu nehmen, verbessert und intensiviert deinen Tastsinn.
- Unser Geruchssinn wird neu stimuliert, die Gerüche vom Harz der Bäume oder der Pflanzen wirken wohltuend auf uns. Sie sind wie eine Dufttherapie und unterstützen deine Entspannung.
- Unser Immunsystem wird massiv gestärkt, da wir die speziellen Duftstoffe von Waldpflanzen (sogenannte Terpene) über die Atmung aufnehmen.
- Die Farben des Waldes, vorherrschend die Töne Grün und Braun, haben eine beruhigende und regenerierende Wirkung auf uns. Braun verbinden wir mit den Naturfarben von Erde und Holz, was uns ein Gefühl von Wärme und Sicherheit gibt. Braun erdet uns, während wir Grün als Farbe von Wachstum und der Kraft der Natur assoziieren. Grün wird in der Farbtherapie gerne bei Herzkrankheiten und Depressionen eingesetzt und wirkt regenerierend und harmonisch.
- Die kühle Luft im Wald erfrischt uns nicht nur, sondern durch den hohen Sauerstoffgehalt entlastet sie unsere Atemwege. Die zudem niedrige Feinstaubbelastung aufgrund der Filterwirkung des Waldes ist besonders gut für Allergiker.

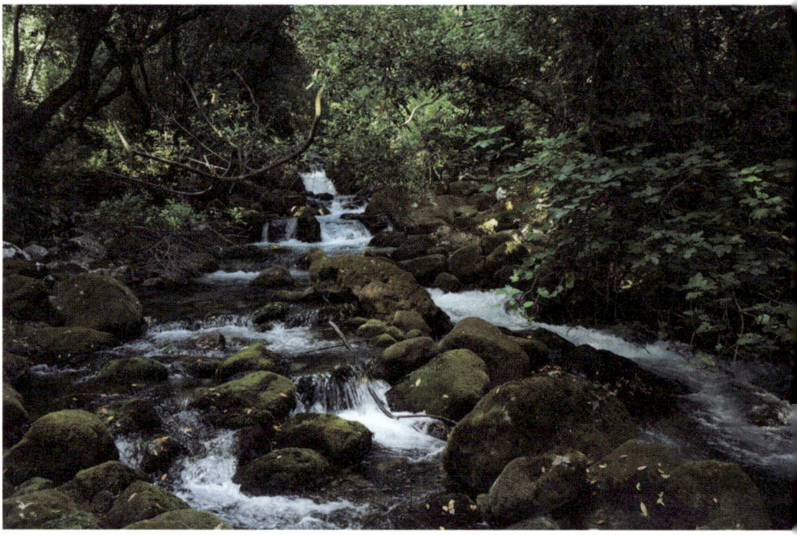

Waldbaden – wie funktioniert das?

Los geht’s, ab in den Wald – aber: Anders als beim Wandern oder Joggen geht es nicht um das Erreichen eines bestimmten Zieles oder körperliche Grenzerfahrungen, sondern vor allem um eine bewusste Wahrnehmung des Waldes.

Ich vergleiche das Betreten eines Waldes gerne mit dem Eintauchen in das Meer: Du betrittst eine ganz eigene Atmosphäre – der Geruch des Waldes hat ein besonders würziges Aroma, der Boden federt leicht unter deinen Schritten, das Licht schimmert zwischen den Blättern und Zweigen hindurch, die Baumwipfel rauschen im Wind und deine Haut spürt die angenehme Kühle der Luft.

Es gibt keine festen Regeln oder eine verbindliche Anleitung zum Waldbaden, aber die volle Kraft des Waldbadens kann sich nicht schon nach wenigen Minuten entfalten. Entscheidend sind nicht die gelaufenen Kilometer, sondern nur dein

Erleben der Natur. Damit Körper und Geist optimal von der Heilkraft des Waldes profitieren können, solltest du dir nach Möglichkeit einige Stunden Zeit nehmen.

Das Tempo deines Waldspaziergangs bestimmst unbedingt nur du selbst, lass dich einfach treiben und konzentriere dich auf deine momentanen Erlebnisse – ohne Druck und ohne Eile.

Rücke deine Sinneseindrücke in den Mittelpunkt, such dir einen ruhigen Platz, wie z. B. eine kleine Waldlichtung, und setz dich auf einen Baumstumpf, auf eine Bank oder direkt auf den moosigen Waldboden. Versuche dabei, deine Umgebung in allen Details und ihren Facetten in dir aufzunehmen. *Welche Farben und Gerüche, welchen Geschmack und welche Klänge nimmst du wahr?*

Wir haben viele stressige und terminlich durchgetaktete Arbeitstage und es ist in der Anfangsphase des Waldbadens oft schwierig, wirklich abzuschalten. Nimm dir so viel Zeit für den Einstieg, wie deine Psyche und dein Körper dafür benötigen. Auch wenn sich deine erhoffte Entspannung nicht bereits nach ein paar Minuten einstellt, sei nicht gleich frustriert. Es gibt leider keinen einfachen Schalter bei uns Menschen, mit dem wir auf Knopfdruck Entspannung einschalten können, aber regelmäßige Waldgänge und Achtsamkeitsübungen erleichtern dir den Übergang aus dem Alltag in den Erholungsbereich.

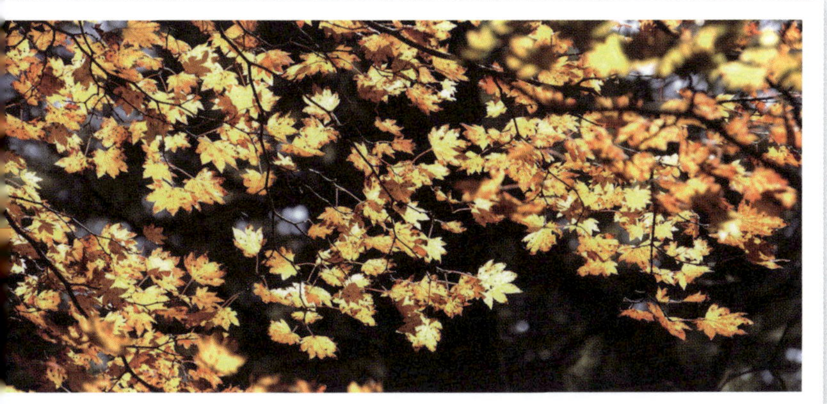

Acht persönliche Tipps zum Waldbaden, die für dich vielleicht hilfreich sind:

- Verbinde das Waldbaden möglichst nicht mit einem anstrengenden Wandermarsch, da das deinen körperlichen Stresspegel noch zusätzlich erhöhen kann.
- Gehe eher etwas gemütlicher als sonst und nimm dir die Zeit, auch einmal länger an einem schönen Ort zu entspannen.
- Am besten läufst du zumindest einige Teilstrecken beim Waldbaden für dich allein, um nicht ständig durch Gespräche abgelenkt zu sein.
- Plane für das Waldbaden genügend Zeit ein (mindestens 1 bis 2 Stunden), damit keine Hektik aufkommen kann, und falls das nicht geht: Schon tägliche Waldspaziergänge von 20 bis 30 Minuten helfen laut einer US-amerikanischen Studie dabei, das Stresshormon Kortisol in deinem Blut deutlich zu reduzieren.
- Vermeide Ablenkung und Störfaktoren – schalte daher dein Handy auf Flugmodus bzw. ganz aus.
- Nimm unterwegs unbedingt genug Flüssigkeit zu dir, empfehlenswert ist vor allem Wasser oder Tee. Sinnvoll ist auch die Mitnahme von Snacks wie Müsliriegel, falls dich der »kleine Hunger« packt.
- Erlebe, anstatt zu denken, und lass deine aufkommenden Gefühle und Wahrnehmungen zu.
- Eine konzentrierte Atmung hilft dir, dich vom Stress besser loszulösen. Mit etwas Übung (siehe Kapitel »Richtig atmen«) kannst du nicht nur dein Atemvolumen steigern, sondern mit bewusster Atemtechnik auch schneller entspannen.

Über die Achtsamkeit

Auf die Bedeutung des Themas Achtsamkeit wurde ich bereits bei meiner ersten Pilgerwanderung auf dem spanischen Jakobsweg 2003 aufmerksam. Dabei habe ich unbewusst schon viel über Achtsamkeit gelernt und angewendet. Wie wichtig es ist, Achtsamkeit nachhaltig in den Alltag zu integrieren, wurde mir aber erst einige Jahre später deutlich, als ich nach jahrelangem beruflichem Stress einen Burn-out hatte, der mich körperlich und seelisch völlig aus dem Rennen warf. Die dann notwendige Rehabilitation bestand im Wesentlichen aus Achtsamkeitsübungen und ich versuche seitdem, einen gesunden und wertschätzenden Umgang mit der Schöpfung, mit mir und anderen zu pflegen.

Was ist Achtsamkeit eigentlich?

Im Internet findest du viele umfangreiche Definitionen. Für mich ist Achtsamkeit vor allem: das bewusst(er) wahrnehmen, was im Augenblick geschieht. Wir verlieren im Alltag häufig den gerade gelebten Augenblick aus den Augen und beschäftigen uns stattdessen ständig mit der Zukunft oder der Vergangenheit – zum Teil in Form von Sorgen und Ängsten. Kennst du das Gefühl, dein Leben nicht wirklich mitzugestalten, sondern teilweise danebenzustehen?

Es wird immer wichtiger, sich jeden Tag ein paar Minuten (Aus-)Zeit zu nehmen, um wieder ein positives Gleichgewicht zwischen Körper und Geist herzustellen. Gelebte Achtsamkeit im Wald und später auch im Alltag ändert deine Beziehung zu dir selbst, zu anderen, zu deiner Spiritualität, deiner Kreativität und deinem Job. Wenn du Achtsamkeitsübungen regelmäßig in deinen Alltag einbaust, entwickeln diese irgendwann eine Eigendynamik, die zu einem besseren Schlaf, mehr Kreativität und einer besseren Stress-Resilienz beiträgt.

Insofern ist mein Buch auch eine Einladung an dich, deinen Waldbesuch zu nutzen, um in einer für dich passenden Kombination aus Atemübungen, Waldbaden und Naturerleben durch Achtsamkeit mehr Ruhe und Gelassenheit in dein Leben zu bringen. Achtsamkeit ist ein einfacher und zugleich hochwirksamer Weg, um dich wieder in den Fluss des Lebens zu integrieren. Diese Art der Aufmerksamkeit, ohne zu bewerten, macht dir die Tatsache bewusst, dass unser Leben aus einer Folge von Augenblicken besteht, und steigert deine Fähigkeit, die Realität des gegenwärtigen Augenblicks zu akzeptieren. In unserem Alltag sind wir bei vielen dieser Augenblicke leider nicht mehr völlig gegenwärtig und übersehen oftmals das, was in unserem Leben am wertvollsten ist.

Bedingt durch die Reizüberflutung und ständige Medienpräsenz werden wir blind gegenüber den Wundern der Schöpfung und erkennen nicht die Tiefe und den Reichtum unserer Möglichkeiten, weiterzuwachsen und uns zu verändern. Achtsamkeit für dein Leben zu entdecken, bedeutet, dass du zu einem Leben im gegenwärtigen Augenblick zurückkehrst. Stück für Stück wirst du wieder zu einem staunenden Kind, das täglich die Welt für sich entdeckt.

Schon gewusst?

In einem Buchenwald versickert die Hälfte des Wassers ins Grundwasser und wird dabei gereinigt. Buchenwälder sind echte »Trinkwasserwälder« und Untersuchungen zufolge ist das Wasser, das bei der Photosynthese entsteht, das reinste Wasser auf unserem Planeten.

Übung: Der große Body-Scan

»Der Körper ist der Übersetzer der Seele ins Sichtbare.«

Christian Morgenstern

Eine der bekanntesten Achtsamkeitsübungen ist der sogenannte Body-Scan, eine bewusste Reise durch deinen Körper. Diese Übung hört sich (auch von der Textlänge her) aufwendiger an, als sie ist. Aber – das darfst du mir glauben – der Aufwand lohnt sich. Ich mache sie mittlerweile ohne jegliche Anleitung und fühle mich danach immer tiefenentspannt und innerlich völlig ruhig. Für die ersten Versuche solltest du dir den Text entweder durch mehrmaliges Lesen gut einprägen oder dir online (z. B. bei YouTube) eine geführte Einführung anschauen bzw. anhören. Hilfreich ist auch, wenn du den Body-Scan mit einer Freundin oder einem Freund lernst. Abwechselnd liest jeder dem anderen mit ruhiger, gleichmäßiger Stimme und ausreichenden Pausen den Text vor, nach der Übung wird gewechselt.

Am liebsten absolviere ich den Body-Scan an der frischen Luft inmitten der Natur oder auf einer kleinen, sonnigen Waldlichtung und lege mich dort möglichst bequem auf eine Decke und schließe die Augen. Die Übung funktioniert aber auch gut in einer bequemen Sitzposition:

- ➔ Deine Körperreise startet bei **deinen Füßen, Knien und Beinen**. Spüre deine Füße und den Bodenkontakt, während du ruhig ein- und ausatmest. Beantworte folgende Fragen: Was bedeuten dir deine Füße? Stehen sie für Wertschätzung? Über welche Böden sind deine Füße schon gelaufen:

Sand, Wasser, Kiesel? Erinnere dich an die Geschichte deiner Füße. Wer hat sie bereits gestreichelt oder gekitzelt? Welche Verletzungen spürst du noch? Wo empfindest du Schmerz? In welcher Farbe erlebst du deine Füße? Haben beide dieselbe Farbe? Wohin tragen dich deine Füße? Wie spürst du deine Knöchel? Wie fühlt sich ihre Beweglichkeit an? Welche Geschichte haben deine Waden? Findest du sie schön, zu dick oder zu dünn? Was haben deine Schienbeine und Knie schon erlebt? Was ist die Geschichte deiner Schenkel? Siehst du deine Beine in einer bestimmten Farbe? Wer hat in deinem Leben schon etwas zu deinen Beinen gesagt? Erlebst du sie als kraftvoll oder wackelig? Tragen sie dich sicher durch dein Leben?

➜ Als Nächstes hörst du in **dein Becken und deinen Bauch** hinein. Stell dir vor, dass dein Becken ein Gefäß ist, z. B. eine große Schale. Welche Farbe hat es? Welche Geschichte liegt in deinem Becken? Welche Erinnerungen tauchen auf? Wie erlebst du die Kraft in deinem Becken, als Lust, Freude, Enge oder hältst du etwas fest? Wie ist dein Bauch und was hat er schon alles erlebt? Bist du in Kontakt mit deinem Bauch? Welche Farben und Formen entdeckst du hier?

➜ Spüre nun intensiv **in deine Wirbelsäule und deinen Brustraum** hinein. Wie begegnest du dem Leben? Gehst du aufrecht durch die Welt? Welche Verletzungen hat deine Wirbelsäule erlebt? Welche Schmerzen oder Erfahrungen haben sie gebeugt oder gedemütigt? Ist deine Wirbelsäule die Stütze deines Körpers? Welches Bild hast du von deiner Wirbelsäule, wenn du nach innen spürst? Welche Form hat sie und welche Farbe? Wenn deine Wirbelsäule eine Pflanze wäre, welche wäre sie? Ist das Leben eine Herausforderung für dich oder erduldest du es? Welche Verantwortung trägt deine Wirbelsäule? Wie beweglich und flexibel ist sie? Woran zerbricht sie vielleicht? Spüre auch deine Lungenflügel, wie sie beim Einatmen ganz groß und weit werden. Welche Luft hast du schon eingeatmet? Wo spürst du Enge und wo Weite? Wie sieht die Umgebung deines Herzraums aus? Wer wohnt in deinem Herzen? Welche Erfahrungen sind dort gespeichert – schöne oder schmerzliche? Wie empfindest du dein Herz, als blutig, stechend, freudig, liebend, verwundet, getroffen, mitfühlend, hassend, pulsierend oder schlagend?

→ Die nächste Station auf deiner Körperreise sind **deine Schultern**. Entspanne und bewege sie und konzentriere dich auf das, was du empfindest. Spürst du eine Last auf deinen Schultern oder sind sie ganz leicht? Kannst du deine Schultern von innen loslassen? Wie spürst du deine Arme? Stell dir vor, deine Arme sind zwei Flügel. Wie spürst du deine Ellenbogen und deine Hände? Kannst du gut Grenzen setzen? Was fasst du gern an? Wen streichelst du gern? Kannst du zupacken und zärtlich berühren? Welche Farben haben deine Schultern, deine Arme und deine Hände?

→ Höre nun auf **deinen Hals**. Wenn du deinen Hals ertastest, wie fühlt er sich an: lang oder kurz? Hast du ein Gefühl von Weite oder Enge? Welche Erfahrungen hast du mit deinem Hals gemacht? Erinnere dich an die Hände, die ihn gestreichelt haben, oder an die Küsse. Hattest du schmerzhafte Entzündungen oder Operationen? Steckt dir etwas im Hals? Sind die Halswirbel eine Verlängerung deiner Wirbelsäule? Ist der Fluss der Energie manchmal unterbrochen? Wenn du in deinen Hals hineinspürst, wie wäre das Bild deines Halses? Welche Farben und Formen hätte er?

→ Die vorletzte Station auf deiner Körperreise ist **dein Kopf**. Spüre nacheinander in die einzelnen Gesichtspartien wie

Stirn, Augen, Nase, Lippen, Wangen, Ohren und Haare. Wie fühlt es sich an, wenn du mit den Fingern über die verschiedenen Teile streichst? In welchen Farben siehst du sie? Wie wichtig sind dir deine Sinne, das Sehen, das Hören, das Riechen, das Schmecken? Wie öffnest du dich der Welt mit deinen Sinnen? Welche Gedanken bewegen dich?

→ Zum Abschluss schaust du noch einmal in **deinen ganzen Körper**. Wie groß fühlst du dich? Bist du eher 2 Meter groß oder nur 80 Zentimeter? Wie empfindest du die Proportionen deiner einzelnen Körperteile? Erlebst du deine Hände größer als deine Füße? Welche Partien sind in deinem Bewusstsein sehr präsent und welche nur schwach? Ist dein Körper für dich ein Ganzes oder spürst du Risse, Grenzen und Blockaden – vielleicht zwischen Kopf und Herz und Bauch?

Verabschiede dich nun von diesem intensiven Blick auf deinen Körper und danke ihm auf deine eigene Art und Weise.

Übung: Der Wald als Oase der Stille

Für diese Übung zur Stressbewältigung gebe ich dir gerne eine »Geling-Garantie«. Wenn ich angespannt und sehr gestresst bin, gehe ich schnellstmöglich in den nächstgelegenen Wald oder auf eine Fläche mit mehreren Bäumen, wo ich mindestens 5-10 Minuten ungestört sein kann. Dort stelle ich mich in entspannter Haltung hin und fixiere mich mit dem Blick auf den Boden oder auf die Rinde eines Baumstamms. Wichtig ist dabei, deine Muskulatur möglichst zu lockern und dir selbst zu suggerieren, dass du entspannt und ruhig bist. Atme dabei tief ein und aus und lass deine Gedanken kommen und gehen, ohne sie festzuhalten. Mit etwas Übung erreichst du so schnell eine innerliche Stille und kannst dann erholt in den Alltag zurückkehren. Ich versuche, diese Übung so oft wie möglich in meinen Alltag einzubauen, auch wenn nicht immer ein Wald in der Nähe erreichbar ist. Auch ein kurzer Abstecher in den Garten, einen Park oder unter einige Bäume auf dem Firmenparkplatz kann hier schon sehr hilfreich sein.

In dem Kapitel »Raum der Heilung – 2. Teil« habe ich weitere hilfreiche Übungen für dein Achtsamkeitstraining und zum besseren Verständnis des Waldbadens zusammengestellt. Probier einfach aus, welche der Übungen dir guttun, und praktiziere diese dann möglichst regelmäßig.

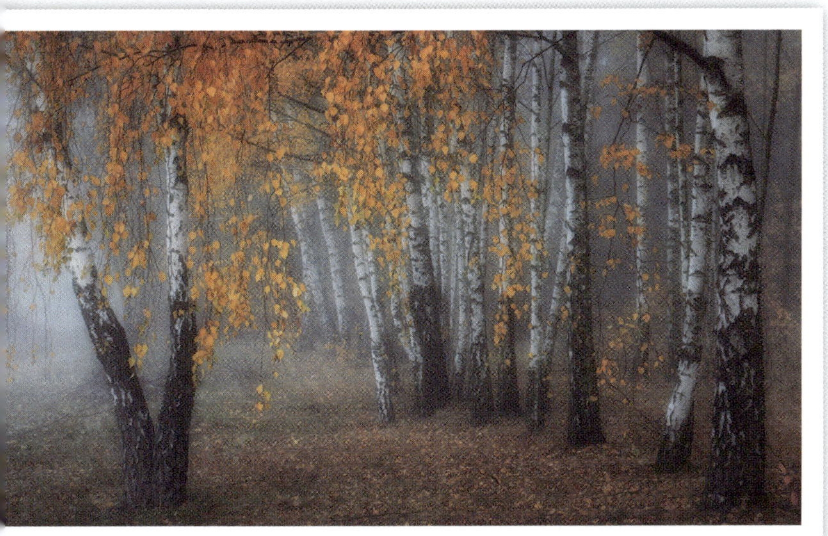

Über die Faszination des Waldes – 1. Teil

»Der Wald gehört zu den besten Tankstellen, wo man seine Batterien wieder aufladen kann.«

Ernst Fertl

»Was fasziniert dich am Wald, warum ist dir der Wald so wichtig?«
Meine erste Antwort auf diese Frage wäre vermutlich: »Im Wald bin ich einfach nur ich – ich fühle mich als ein Teil der Schöpfung und bin besonders intensiv mit der Natur um mich herum verbunden.« Und dann würde ich dir wohl noch eine Stunde lang unzählige weitere persönliche Gründe nennen, warum ich seit meiner Kindheit buchstäblich »waldverliebt« bin …

Bei einigen Wald-Workshops habe ich meine Teilnehmer gebeten, mit einigen wenigen Sätzen spontan die Frage »Warum ist dir der Wald so wichtig, was fasziniert dich im Wald am meisten?« zu beantworten. Einige der schönsten Antworten habe ich in dieses Buch aufgenommen – vielleicht sind sie auch für dich eine Inspiration.

»Weil der Wald Bestandteil meines Lebens war und ist.« (Maik, 54 Jahre)
Ich kann mich noch sehr gut an meine Kindheit erinnern. Mein Elternhaus stand am Dorfrand, direkt nach Wiesen und Feldern kam der Wald, lang ausgedehnt, und reichte bis an das nächste Dorf. Hier konnte ich eintauchen, kilometerweit

durch die Wälder streifen, Tiere beobachten, Bäume und Pflanzen bestimmen, barfuß einem Bachlauf folgen oder einfach auf einer Wiese in der Sonne liegen. Keine Menschenseele außer mir, ich war oft stundenlang allein. Ohne es damals genau benennen zu wollen, erzeugten Sonnenbaden und Waldbaden ein völliges Wohlgefühl in mir. Ich hatte in meiner Kindheit und Jugend extrem schöne Erlebnisse und Erfahrungen in den Wäldern meiner Heimat, habe schon regelrecht »im Wald gebadet«, lange bevor der Trend aus Japan zu uns kam. Für die intensiven Gefühle in diesen Momenten brauchte ich keine Anleitung, es war einfach in mir.

Mit dem Einstieg ins Berufsleben begann leider auch mein vorläufiger Ausstieg aus dem Waldleben. Die Prioritäten hatten sich verschoben, plötzlich waren Geld und Karriere wichtiger als das Wohlgefühl im Wald. Irgendwann wurde mir aber klar, dass sich dieser Wechsel gerächt hat, aber erst musste ich rund 20 Jahre später einen totalen Burn-out erleben, um wieder in den Wald zurückzufinden. Und jetzt habe ich für mich

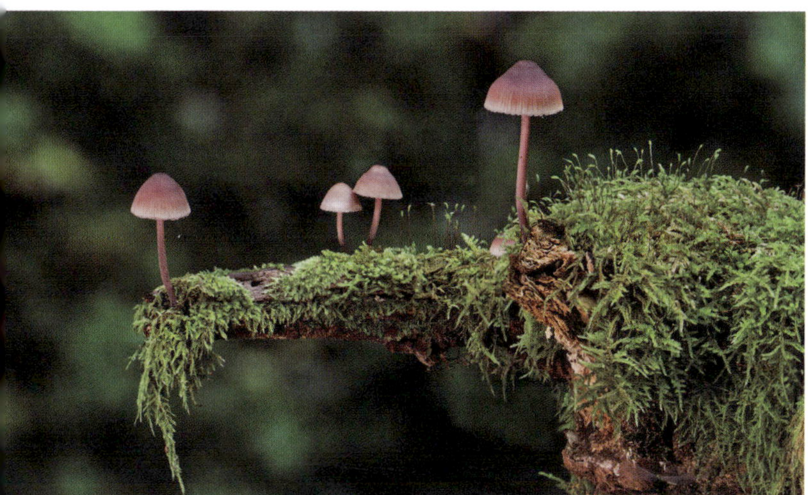

zum Glück wieder eine gute zeitliche Balance zwischen Naturerleben und Alltag gefunden.

»Weil ich immer wieder etwas Neues entdecke.« (Klaus, 42 Jahre)
Ich gehe seit über 15 Jahren regelmäßig in den Wald und bin immer wieder überrascht, wie viel Neues ich bei jeder Waldwanderung entdecke. Man ist im Wald meistens in Bewegung, ähnlich wie im Leben. Mein Unterwegssein in der Natur ist eine unendliche Zahl von kleinen Momentaufnahmen, von besonderen Eindrücken im Wechsel der Jahreszeiten – manchmal ist es einfach nur ein besonders schönes Blatt im Herbst oder ein vom Sturm gefällter Baum. Aber das Neue beschränkt sich nicht nur auf das Umfeld des Waldes: Ich spüre bei meinen kleinen Auszeiten im Wald auch Veränderungen an mir selbst und bekomme neue Impulse für meinen Alltag.

»Weil ich so viel Schönes im Wald bewundern und sammeln kann.« (Annette, 39 Jahre)
Ich muss gestehen, dass ich mich mit den Pflanzen und Bäumen im Wald nicht wirklich gut auskenne. 4 bis 5 Baumarten kann ich gerade noch benennen, aber dann wird es schwierig und zum Pilzesammeln solltest du mich auch lieber nicht mitnehmen. Aber die Schönheit und unendliche Vielfalt der Pflanzenwelt im Wald beeindrucken mich bei jedem Besuch. Mich fasziniert die Farbenpracht der Blüten und Blätter von Frühling bis Herbst, ich liebe all die Düfte und lebendigen Eindrücke, die regelrecht auf mich einströmen. Einige Male im Jahr nehme ich eine kleine Dose mit in den Wald und sammle darin kleine Erinnerungsstücke: Blätter, Kräuter, einen ungewöhnlichen Stein, vielleicht die Feder eines Vogels, ein Stück Rinde, Kastanien oder Eicheln – ein Stück Natur für daheim. Wenn

mich dann im Büro oder zu Hause die Sehnsucht nach dem Wald packt, rieche ich an der Dose oder fühle den Inhalt. Das tut mir dann einfach gut.

»Weil der Wald zu allen 4 Jahreszeiten ein Genuss ist.« (Alena, 27 Jahre)

Der Wald wäre für mich langweilig, wenn es nur sonnige Monate gäbe. Für mich ist der Wechsel der Jahreszeiten das Schönste und Faszinierendste an der Natur. Ich liebe tatsächlich besonders das Unterwegssein im Frühling und vor allem im Winter. Der eiskalte Wind in meinem Gesicht, der weiße Schnee, eingehüllt zu sein in warme und wasserdichte Kleidung, in der Tasche eine Thermoskanne mit heißem Tee oder heißer Schokolade für die Pause. Märchenhafte Winterwanderungen in absoluter Stille, nur das Geräusch meiner Schritte – das ist ein echtes Geschenk. Ich kann jedem nur wünschen, auch außerhalb des Sommers den Wald für sich zu entdecken.

»Weil ich mein Leben im Wald entschleunigen kann.« (Markus, 43 Jahre)

Beruflich bin ich vermutlich ein Nerd. Mein Job in der IT-Branche bringt mit sich, dass ich manchmal 14 Stunden und mehr am PC verbringe. Alles wird immer hektischer, man hat kaum noch Einfluss auf die eigene Geschwindigkeit. Eine Kollegin sagte kürzlich: »Die Welt rast und wir Idioten rasen mit ihr.« Bei den meisten von uns ist ein Burn-out eigentlich schon vorprogrammiert. Deshalb gehe ich in meiner Freizeit möglichst viel in den Wald. Hier ist nur die Natur mein Taktgeber, alles läuft irgendwie stetig und trotzdem sanft ab. Für mich sind diese Momente die beste Möglichkeit zum Runterkommen, der Wald ist für mich ein Inbegriff von Entschleunigung.

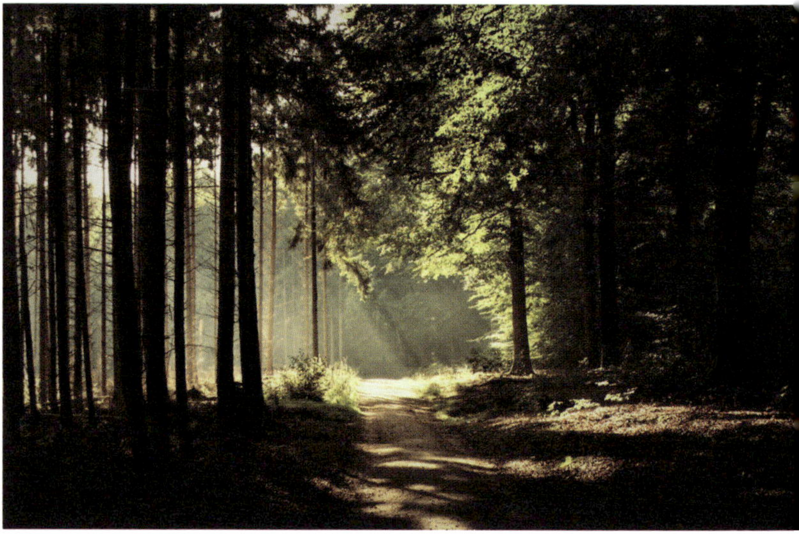

»Weil das Unterwegssein im Wald auch eine so gute gesundheitliche Therapie ist.« (Frank, 48 Jahre)

Ich bin seit über 20 Jahren Physiotherapeut, war schon mit meinen Eltern viel im Wald und bin es heute regelmäßig mit meiner Familie und Freunden. Mich begeistert der Wald auch beruflich als ein Ort für nachhaltige Gesundheit. Zeit im Wald zu verbringen, ist für jeden eine effektive Therapie, die viel zu oft unterschätzt wird. Zum Glück nutzen immer mehr Ärzte und Kliniken den Wald als Ergänzung zu herkömmlichen Medikamenten, insbesondere für psychosomatische Krankheiten wie Angst- und Schlafstörungen, Depressionen und Burn-out. Ich erlebe in der Klinik immer wieder, dass moderate Bewegung im Wald nach einer Chemo-Therapie oder einem Herzinfarkt einen positiven Einfluss auf Linderung und Heilung hat. Durch das gute Gefühl, wieder aktiv zu sein, hilft der Wald den Patienten, wieder neuen Mut zu fassen, wenn sie in ein tiefes Loch von

Depressionen und Antriebslosigkeit fallen. Schade nur, dass anders als in Japan der Aufenthalt im Wald von Ärzten nicht auf Rezept verschrieben werden darf, obwohl er in vielen Rehabilitationsprogrammen eine anerkannte Rolle spielt.

»Weil der Wald auch ein romantischer Ort sein kann.« (Jenny, 35 Jahre)
Ich bin in Köln aufgewachsen, den Wald habe ich erst durch meinen Freund entdeckt, der aus einem kleinen Dorf in der Eifel kommt. Für uns beide ist der Wald vor allem ein romantischer Ort: zu Fuß mit dem Partner unterwegs zu sein, schöne Momente in der Natur gemeinsam zu teilen, miteinander auch mal zu schweigen oder sich intensiv auszutauschen. Der Wald kann eine wunderschöne Kulisse für romantische Momente sein – ein stiller Waldsee, ein Frühstück, Picknick oder Abendessen auf einer kleinen Waldlichtung, gemeinsam die Dämmerung erleben.

»Weil der Wald alle Sinne anspricht.« (Michaela, 61 Jahre)
Mir ist irgendwann aufgefallen, dass wir unseren Tastsinn kaum noch benutzen, und ich habe mich gefragt, wie ausgeprägt unsere Wahrnehmungen überhaupt noch sind. Wir wissen zwar, was gut oder schlecht riecht oder schmeckt, aber die meisten von uns arbeiten nicht mehr wirklich mit ihren Sinnen. Lediglich das Sehen und Hören werden im Alltag noch beansprucht, aber leider in immer extremerer Form. Der Wald dagegen spricht alle meine Sinne an. Alles verlangsamt sich und ich habe wieder Zeit für meine Wahrnehmungen, sehe und fühle viele kleine Dinge, für die ich im Alltag blind geworden bin. Ich rieche den würzigen Duft des Waldes, spüre den Boden, über den ich laufe, und erlebe eine regelrechte Flut von Eindrücken, die echte Wachmacher für meine Sinne und meine Seele sind.

Raum der Schöpfung und Spiritualität

»Es gibt Momente in deinem Leben, in denen es mitunter nötig ist, alles hinter dir zu lassen. Das ist deine Zeit, hinauszugehen und mit Gott allein zu sein in der Natur. Und an diesem einsamen Ort kannst du im Gebet auf Innenschau gehen und erhältst wie ein Geschenk Antworten, Klarheit und eine Vision, mit der dein Leben weitergeht.«

Der Wald als Quelle der Spiritualität

Als überzeugter Atheist seit meiner Jugend fand ich erst 2003 auf dem Jakobsweg von Saint-Jean-Pied-de-Port nach Santiago de Compostela völlig ungeplant zu meinem Glauben. Eigentlich wollte ich nach einer stressigen Berufsphase lediglich eine längere Auszeit nehmen und meinen Kopf wieder »frei bekommen«.

Nach vielen Pilgertagen voller Gedanken und den Versuchen, wichtige Momente meines Lebens zu verstehen und zu verarbeiten, hat es bei mir aber plötzlich »klick« gemacht. In der vierten Woche des Unterwegsseins, mitten auf einem eintönigen und anstrengenden Wegstück, erkannte und fühlte ich plötzlich, dass ich im Leben oftmals im letzten Moment Hilfe und Beistand von »oben« bekommen hatte. Ohne es zu merken, wurde ich all die Jahre getragen und beschützt, wenn es einmal nicht mehr weiterging. Für mich war es damals ein

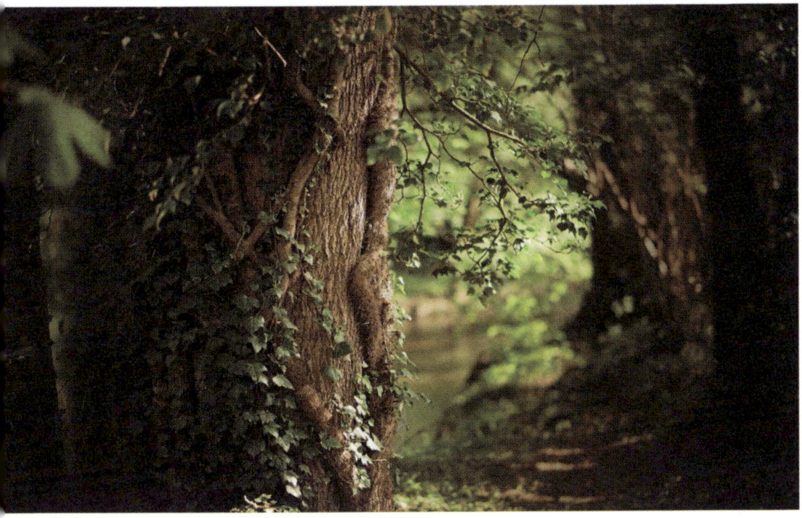

sehr persönlicher Moment tiefer Erkenntnis, verbunden mit dem Wissen, dass ich eine Tür, die immer geöffnet war, viel zu lange mit dem Fuß zugehalten hatte.

Meinen persönlichen Zugang zu Gott fand ich in diesen Wochen als Pilger meistens in der Natur, zu Zeiten, in denen ich allein unterwegs war. Sosehr ich die spirituellen Momente in kleinen Klosterkapellen oder Kathedralen genoss und mich auch heute immer wieder gerne in eine Kirche zur Andacht oder zum Innehalten zurückziehe – in der Natur und insbesondere im Wald empfinde ich mich Gott besonders nah.

Wenn ich heute im Wald unterwegs bin, kommen mir häufig Sätze aus Psalm 104 in den Sinn. Sätze, die ich innerlich mit besonderer Kraft fühle und die mir immer wieder bewusst machen, wie groß das Wunder der Schöpfung und die Vielfalt der Natur eigentlich sind:

»Du lässt Brunnen quellen in den Gründen,
dass die Wasser zwischen den Bergen hinfließen,
dass alle Tiere auf dem Felde trinken
und das Wild seinen Durst lösche.
An denselben sitzen die Vögel des Himmels
und singen unter den Zweigen.
Du feuchtest die Berge von obenher;
du machst das Land voll Früchte, die du schaffest;
du lässt Gras wachsen für das Vieh
und Saat zu Nutz den Menschen,
dass du Brot aus der Erde bringest,
dass die Bäume des Herrn voll Saft stehen,
die Zedern Libanons, die er gepflanzt hat.
Daselbst nisten die Vögel
und die Reiher wohnen auf den Tannen. …
Herr, wie sind deine Werke so groß und viel!
Du hast sie alle weislich geordnet
und die Erde ist voll deiner Güter.«

Mich faszinieren in diesen Momenten das Wahrnehmen der Schöpfung mit allen Sinnen und das Wunder meines eigenen Körpers. Der Ablauf meiner Bewegungen, das gute Gefühl des Atmens, die Wahrnehmung der weichen Luft, der Geruch der duftenden Bäume und Pflanzen, das Plätschern eines Baches, das Summen von Insekten und Bienen oder die verschiedenen Vogelrufe – was für ein Geschenk.

Ich fühle dabei mit absoluter Gewissheit, dass der Mensch nicht außerhalb der Schöpfung steht, sondern ein Teil davon ist, und empfinde tiefe Dankbarkeit für das Geschenk meines Lebens. Ein Gefühl des Dankes, das auch in Psalm 139,14 so passend beschrieben wird: *»Ich danke dir dafür, dass ich wunder-*

bar gemacht bin. Großartig ist alles, was du geschaffen hast – das erkenne ich!«

Gerade in schwierigen Zeiten und einer völligen Überflutung mit negativen Nachrichten ist der Wald eine jederzeit offene Zuflucht für mich, so wie die Menschen seit jeher die Kirchen aufgesucht und Schutz und Trost bei Gott gefunden haben.

In dem Kapitel »Raum der Heilung – 1. Teil« erzähle ich einiges über das Wunder unserer Lunge und empfehle Atemtechniken, die dir guttun. Auch das Atmen hat viel mit Spiritualität und unserem Glauben zu tun:

Ohne Essen können wir zwar einige Zeit überleben, ohne Sauerstoff aber nur wenige Minuten. **Unser Atmen ist die Voraussetzung für Leben.** Als Vater zweier Kinder erinnere ich mich noch sehr gut an diesen Moment direkt nach der Geburt: als wir bange Sekunden gewartet haben, bis das Neugeborene den ersten Atemzug tat. Was für ein Moment, was für ein Geschenk! Wer atmet, der lebt. Wer nicht atmet, der lebt nicht.

Die Bibel beschreibt den ersten Atemzug des ersten Menschen mit »*Gott hauchte ihm den Atem des Lebens ein*«. Was für ein starkes Bild: Adam liegt regungslos auf dem Boden, plötzlich fährt Luft durch seine Nase, sein Brustkorb hebt sich und er lebt, er atmet! Diesen Bibeltext verstehe ich dahin gehend, dass unser Leben von Gott kommt, Gott ist wie Sauerstoff für uns. Bildlich gesprochen bläst Gott dir in die Nase, damit du lebst. Mit dem Bewusstsein, dass Gott unsere Seelen atmen lässt, sollten wir ihm mit dem nächsten Atemzug einfach mal »Danke!« sagen …

Kirche im Wald

Schon gewusst?
Den Begriff »Waldkirche« (Waldkapelle) gibt es schon seit einigen Jahrhunderten. Er steht für ein zumeist kleineres Kirchengebäude, das von Wald umgeben ist. Etliche frühere Waldkirchen waren Namensgeber für viele Orte wie Waldkirch in Baden-Württemberg oder Waldkirchen in Bayern.

Thomas, ein guter Freund von mir, ist Pfarrer in einer kleinen Stadt in der Eifel. Er erzählte mir bei einer Wanderung, dass manche seiner Gemeindemitglieder sonntags immer öfter lieber allein oder mit der Familie in den Wald gingen, anstatt in den Gottesdienst zu kommen. Und – eigentlich könne er das auch gut nachvollziehen: »Der Wald führt den Menschen die Natur und die Schöpfung als ein großartiges, fein ausbalanciertes System vor Augen. Wir geraten wieder ins Staunen, weil wir direkt erleben, dass wir alle nicht über der Schöpfung

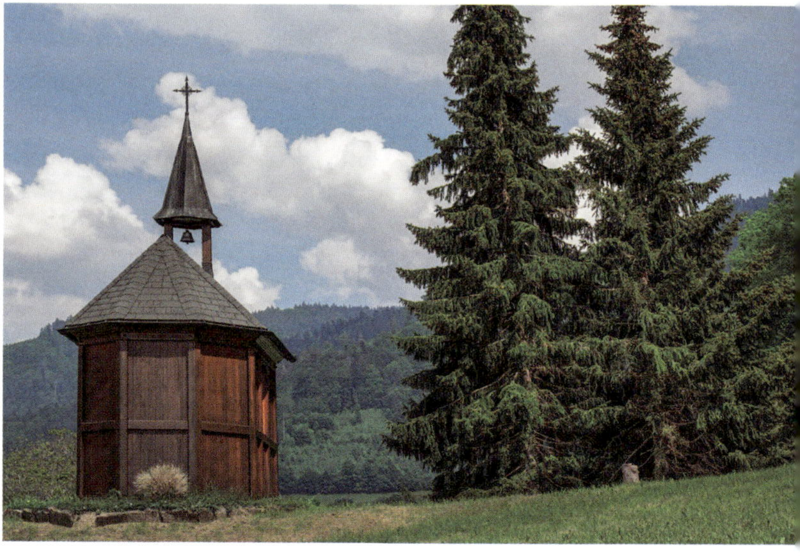

stehen, sondern Mit-Geschöpfe sind. Und damit auch in der Verantwortung stehen, den Wald und die gesamte Natur sorgsam zu schützen, weil es unser gemeinsamer Lebensraum ist.«

Deshalb organisiert er seit Jahren regelmäßig Gottesdienste, Andachten und christliche Feste im Wald oder in der freien Natur und freut sich über den regen Zuspruch, den diese Veranstaltungen in seiner und in anderen Gemeinden finden.

Warum der Wald auch ein Tor zur Spiritualität ist

Mit einem Waldspaziergang fängt es an: Du verlässt deine gewohnten Räume, dein Zuhause oder deinen Arbeitsplatz. In dir ist der Wunsch, loszugehen, Altes hinter dir zu lassen und Neues zu betreten. Du spürst die Sehnsucht, den stressigen Tag abzustreifen und mit dem Raum der Natur in eine andere Form der Normalität einzutauchen. Und dabei entwickelst du nach einiger Zeit automatisch Achtsamkeit – du entschleunigst, sitzt auf einem Baumstumpf oder Stein und nimmst plötzlich über deine Sinne Dinge wahr, die dir zuvor entgangen sind. Und sobald du in der Ruhe des Waldes angekommen bist, schaust du mit einem anderen Blick auf Alltagsprobleme und relevante Lebensfragen.

Mit dem Einstieg in die Achtsamkeit ist bereits eine gute Voraussetzung für Spiritualität entstanden. Achtsamkeit entschleunigt dich, du erlebst dich im Wald neu oder anders und siehst dich im direkten Lebensumfeld mit der Natur. Die religiöse Dimension beginnt in dem Moment, in dem du anfängst wahrzunehmen, dass hier noch die Gegenwart von etwas anderem vorhanden ist und du buchstäblich ergriffen wirst. Du spürst, dass etwas da ist, das weit über dich hinausgeht und viel größer ist als dein direktes Umfeld. Ich vergleiche es gerne mit dem Blick in die Unendlichkeit des Nachthimmels und mit den Gefühlen, die ich dabei empfinde.

Es lohnt sich, auf die Suche danach zu gehen, wenn man diesen Zugang zur Spiritualität für sich noch nicht gefunden hat. Von Martin Luther habe ich einmal den Ratschlag gelesen, zuerst mit allen Sinnen wirklich wahrzunehmen, was um dich herum geschieht. Also bewusst zu hören, zu empfinden, zu erleben. Dann in mir nachzufühlen, ob diese Wahrnehmungen Dankbarkeit in mir auslösen, und dafür vielleicht einen Dank, ein Gebet zu formulieren. Oder falls diese momentanen Wahrnehmungen auf etwas Negatives in deinem Leben hinweisen, auch diese einfach als Bitte, als Gebet auszusprechen.

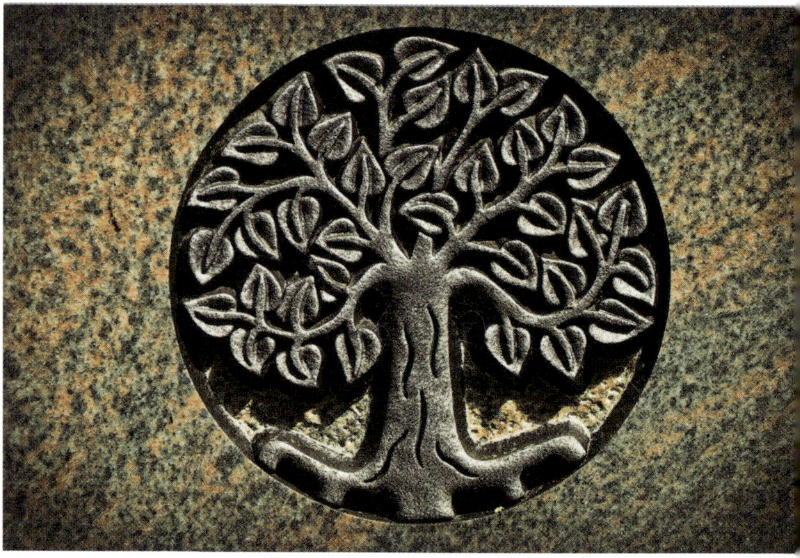

Der Baum des Lebens

Obwohl wir Bäume im Alltag mitunter leider nicht mehr richtig wahrnehmen und schätzen, sind sie seit Beginn der Menschheit unsere Freunde und Begleiter. Sie wachsen an ihrem Standort fest verwurzelt dem Himmel entgegen, spenden uns Schatten in der Sommerhitze, schenken uns ihre Früchte und dienen uns als Bau- und Brennmaterial. Und sie reinigen unsere Luft, die wir zum Atmen brauchen.

In der Bibel stehen Bäume als Symbol für das Leben an sich – für die blühende Kraft des Lebens, seine Hoffnung, seine Vergänglichkeit und die Ewigkeit. Wenn du dich mit dem Thema Wald und Spiritualität beschäftigst, stößt du vor allem auf die bekanntesten Bäume der christlichen Welt: **den Baum der Erkenntnis und den Baum des Lebens.**

Vom Baum der Erkenntnis haben Adam und Eva gegessen, obwohl Gott es ihnen untersagt hatte, und wurden dafür aus dem Paradies verbannt.

Der Baum des Lebens dagegen, der in der Bibel mehrfach erwähnt wird, steht als Symbol für die Unsterblichkeit, für das ewige Leben. Er befindet sich mitten im Paradies Gottes, an zentraler Stelle, und wer davon isst, lebt ewig. Er ist ergiebig, gibt also reichlich Früchte und dient zur Heilung der Völker. Es ist interessant, dass in der Bibel die Geschichte vom Baum des Lebens so direkt mit der Geschichte der Menschheit verbunden ist: Gleich zu Beginn tritt der Baum des Lebens in Erscheinung, die ersten Menschen hatten Zugang zu ihm und durften von seinen Früchten essen. In dieser Zeit lebten die Menschen in einer vollkommenen Welt, in Gemeinschaft mit Gott, ohne Krankheiten und Tod. Nach dem sogenannten **Sündenfall wird der Zugang zu ihm**

versperrt und er taucht in der Geschichte der Menschheit nicht mehr auf.

Heute wird der Baum des Lebens häufig als Sinnbild für Jesus und sein Wirken gesehen. Wer ihn annimmt, erhält ebenfalls ewiges Leben, ewige Gemeinschaft mit Gott. Jesus ist der Weg zu Gott. Er ist Gottes Geschenk an die Menschen nach dem Sündenfall, um ihnen eine zweite Chance zu geben, vom Baum des Lebens zu essen.

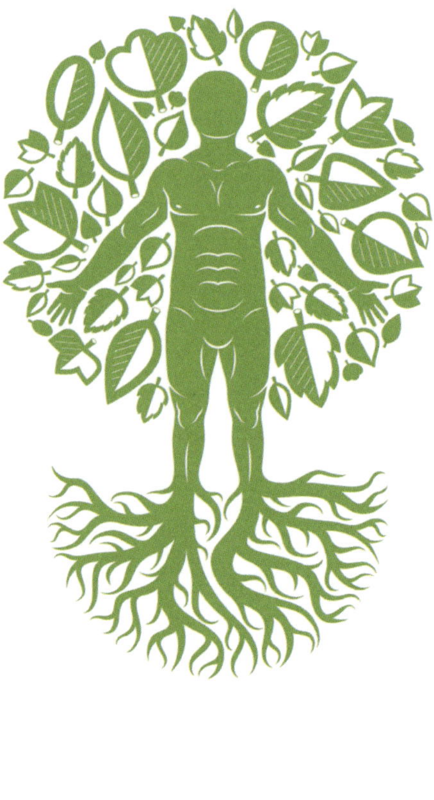

Was Menschen mit Bäumen gemeinsam haben ...

Wir Menschen sind den Bäumen eigentlich sehr ähnlich: Wir stehen mehr oder weniger aufrecht, wachsen und vergehen. Im Lauf unseres Lebens haben wir einen Frühling, einen Sommer, einen Herbst und einen Winter und erleben eine besondere Blütezeit. In unseren Wurzeln liegen die Ursprünge unseres Seins, die notwendige Basis für Wachstum und Halt im Leben. Unser Leben mit Worten aus der Welt der Bäume zu verbinden, hat Tradition: Wenn du nicht verwurzelt bist, verlierst du den Boden unter deinen Füßen. Man spricht vom Stammbaum der Familie, befindet sich auf der Suche nach seinen Wurzeln, wächst in den Himmel, strebt nach dem Licht. Ein guter Freund ist baumstark oder aus gutem Holz geschnitzt; der Nachbar ist ein Mann wie ein Baum ...

Eine thematisch passende Andacht von Pfarrer Hans-Jürgen Kopkow fand ich sehr inspirierend und nutze die Gedanken daraus gern als Grundlage für eine spirituelle Übung im Wald. In dieser Andacht ging es um den Bibeltext: »*Gesegnet der Mensch, der auf den Herrn vertraut und dessen Hoffnung der Herr ist. Er ist wie ein Baum, der am Wasser gepflanzt ist und zum Bach seine Wurzeln ausstreckt. Er hat nichts zu fürchten, wenn Hitze kommt; seine Blätter bleiben grün; auch in einem trockenen Jahr ist er ohne Sorge, er hört nicht auf, Frucht zu tragen.*« (Jeremia 17,7-8)

Spirituelle Übung: »Wie ein Baum sein …«

Diesen Übungsimpuls kannst du gern auch auf mehrere Aufenthalte im Wald verteilen, damit du ausreichend Ruhe und Zeit für deine Gedanken hast:

→ Vergleiche dich bewusst mit einem Baum. Du beginnst ebenfalls als kleiner Spross, verwurzelst dich, wächst und wirst größer. Irgendwann wirst du zurechtgestutzt, musst Unwetter aushalten, entwickelst Stärke und setzt »Jahresringe« an. Und tief in dir fühlst du, dass auch du irgendwann wieder zu Erde wirst und dort, wo du warst, neues Leben entsteht.

Schau dich im Wald um und stell dir vor, du bist ein Baum, wie eine Buche lang ausgestreckt zwischen Himmel und Erde:

→ **Wie ein Baum hast du Wurzeln.** Wo kommst du her? Wie bist du verwurzelt, worauf stützt sich dein Baum? Sind deine Wurzeln gesund? Welche Menschen fallen dir spontan ein, wenn du an deine Wurzeln denkst? Wo bist du wirklich verwurzelt?

Stell dich nun auf den Waldboden und lass dir von unten die Kraft der Erde zuströmen. Fühle dich verwurzelt und gestützt.

→ **Wie ein Baum hast du einen Stamm.** Was gibt dir Kraft, Festigkeit und Stärke? Strömt Kraft in deinen Stamm? Was kannst du tragen und ertragen? Welche Menschen fallen dir spontan ein, wenn du an den Stamm und an die Rinde denkst?

→ Wo speicherst du dein Leben ab? Schau hinein in den Stamm, betrachte die Jahresringe, die Spuren deines Lebens.

Stell dich auf den Waldboden, fühle deine Wurzeln und deine Verbundenheit mit der Erde und verbinde dich nun innerlich von unten nach oben mit der Kraft des Himmels und der Kraft der Erde.

→ **Wie ein Baum hast du eine Krone.** Wo willst du hin? Wonach streckt sich dein Kopf? Grünt und blüht deine Krone, dein Dasein? Kannst du dich ausbreiten, weiterentwickeln? Welche Äste sind erst auf Umwegen gewachsen? Trägst du nur eine Krone oder auch Früchte? Welche Menschen fallen dir ein, wenn du an deine Äste, Blätter und Früchte denkst?

Stell dich auf den Waldboden, schau nach oben in den Himmel. Lass dir nun von oben her die Kraft des Himmels zuströmen.

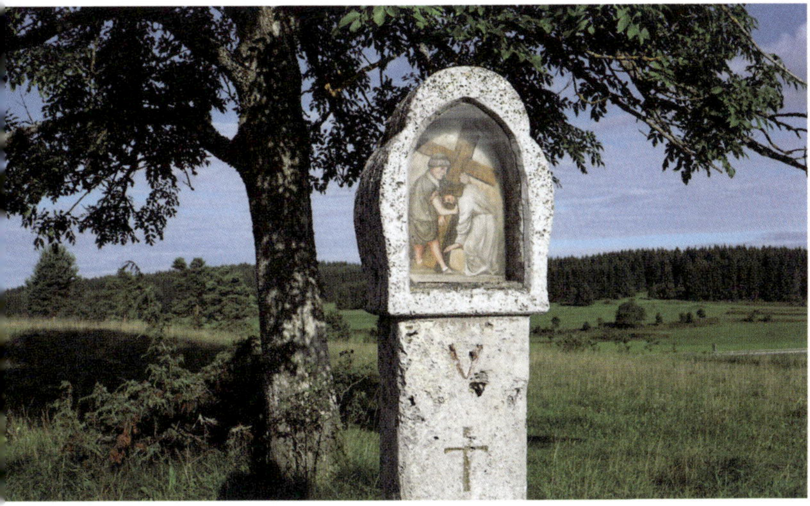

Fühle jetzt bewusst den Gedanken, wie ein Baum tief verwurzelt zu sein zwischen Himmel und Erde, in Gott und mit Gott verbunden zu sein. Du kannst jetzt innerlich loslassen, du brauchst nichts mehr zu tun, dich nicht zu bewegen, du kannst einfach sein und schweigen. **Du bist gehalten. Ein Grund, Danke zu sagen.**

Zum Abschluss noch ein kleines Gedicht von Georg Graf zu Münster mit dem Titel »Die Kirche in der Natur«, das zeigt, wie passend die Nutzung des Waldes als Raum zur Andacht bereits um 1800 war – zugleich eine Liebeserklärung an die Schönheit und Kraft des Waldes. Vielleicht findest du es im ersten Moment etwas altmodisch, aber lass dich ruhig auf den Text ein. Welche Wirkung erzielt er in dir?

Es ist der Wald wie eine Kirche,
drum geh' mit Andacht Du hinein.
Dort singen Vöglein fromme Lieder
mit Deinem Gott bist Du allein.

Dort findest Du Dome, weite Hallen,
doch auch Kapellen groß und klein.
Drin laden moosbedeckte Bänke
zu stiller Andacht freundlich ein.

Dort schau Dich um ringsum im Kreise,
wo stolz die Waldesriesen steh'n.
Du wirst die Allmacht Deines Gottes
an jedem Baum und Strauche seh'n!

Du wirst versteh'n der Bäume lispeln,
der Vöglein Stimmen ringsumher!
Es liegt im Wald ein tiefer Zauber,
der stärkt das Herz, wenn es Dir schwer.

Drum wenn ein Leid Du willst vergessen,
ja, selbst verstehen eine Gnad',
geh nur hinein in Waldesmitten,
Du findest stets den rechten Pfad!

Es steh'n die Tore allzeit offen
zu diesem Dom im luft'gen Hain,
kannst weinen, beten dort und hoffen
und auch vergessen – tritt nur ein!

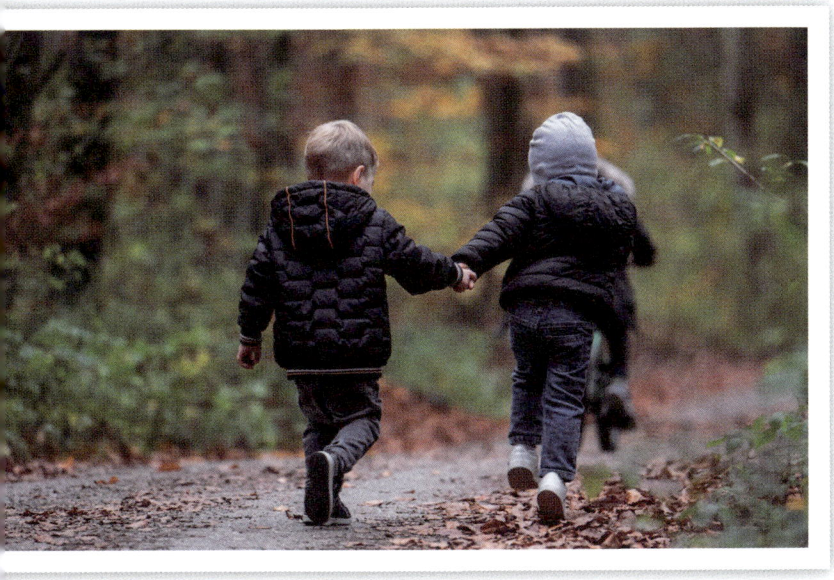

Das Wald-Spielzimmer – mit Kindern den Wald erleben

»Ein Tag im Wald ist für Kinder zu jeder Jahreszeit ein Abenteuer, hier gibt es immer etwas zu entdecken.«

Falls du zu den glücklichen Menschen gehörst, die in ihrer Kindheit naturnah wohnten, vielleicht sogar direkt an einem Wald, dann verbindest du damit sicherlich viele glückliche Erinnerungen. Die Natur hatte damals die gleiche fast magische Anziehung auf Kinder wie heute. Kein neu angelegter Abenteuerspielplatz ist so vielfältig und spannend wie der dahinterliegende Wald.

Warum tut der Wald unseren Kindern so gut?

- Vielleicht hast du schon das Kapitel »Den Wald mit allen Sinnen erleben« gelesen? Kinder setzen anders als wir automatisch alle ihre Sinne ein. Sie hören die Vögel zwitschern, riechen die Fichten oder das vermodernde Unterholz, sie sehen kleinste Lebewesen und Blumen und fühlen den Waldboden oder besondere Steine, Blätter und Tannenzapfen in ihrer Hand. Das Ertasten der rauen Rinde einer Eiche wird zum Erlebnis und einem Käfer wird die kleine Hand zum Drüberlaufen hingehalten. Der Wald ist eine wunderbare **Sinnesreise** für dein Kind.
- Aber es passiert noch mehr – die **Fantasie** der Kinder wird angeregt. Vielleicht erinnerst du dich noch an deine Kindheit in der Natur? Als Kinder haben wir eigene Spie-

le und Geschichten erfunden. Äste wurden zu Schwertern für mutige Ritter, die gegen Drachen kämpften, und als kleine Waldläufer oder Jägerinnen haben wir uns an imaginäre Rehe herangeschlichen. Wir haben Höhlen gebaut und Abenteuer erlebt. Draußen im Wald zu spielen, ist ein wichtiger Ausgleich zu den vorgefertigten Computerspielen oder dem oftmals techniklastigen Spielzeug, hier steht die eigene Fantasie des Kindes im Vordergrund und bestimmt den Spielverlauf.

→ Nicht zuletzt wirkt sich die **heilende Kraft des Waldes** gleichermaßen auf Erwachsene und Kinder aus. Auch Kinder brauchen nach einem vollen Tag im Kindergarten oder in der Schule einen Ausgleich in der Natur, der sie entspannt. Das Immunsystem wird durch die frische sauerstoffreiche Luft, die Bewegung und den Kontakt mit Naturmaterialien gestärkt. Die Bewegung im Wald ist kein Sportunterricht, sondern ein freiwilliges Körpertraining, das Spaß macht und Gleichgewicht und Motorik schult.

→ Wie kannst du deinem Kind am besten **Nachhaltigkeit und Umweltbewusstsein** vermitteln? Kinder lernen im Wald durch Beobachtung und eigene Erfahrung, was Naturschutz oder Umweltverschmutzung bedeuten und wie das Leben im Wald miteinander verbunden ist. Es ist immer wieder beschämend und Mut machend zugleich, wenn mich ein Kind fragt, warum an einer Stelle im Wald so viel Abfall herumliegt und ich dann erklären muss, dass dieser vermutlich von Erwachsenen stammt. Kinder haben ein natürliches Mitgefühl für negative Entwicklungen in der Natur – es hat mich sehr berührt, bei einem Spaziergang einmal ein kleines Mädchen zu beobachten, das einen abgestorbenen Baum liebevoll berührte und mit Worten tröstete.

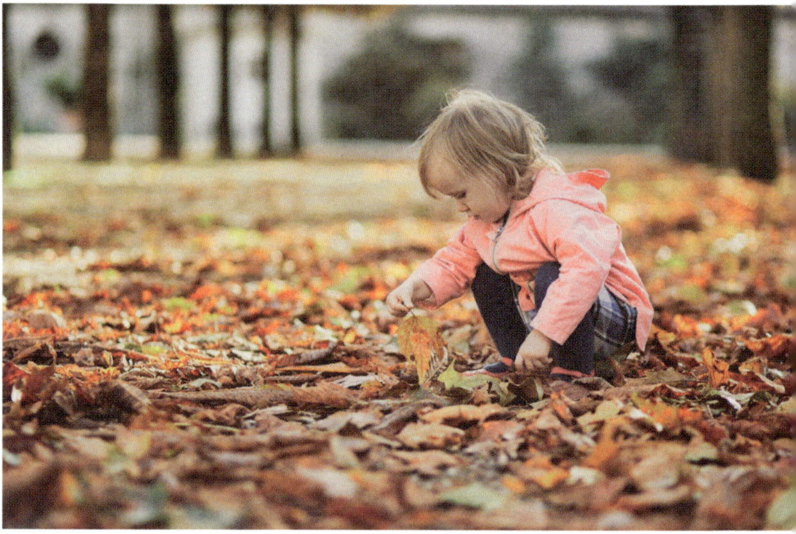

Kinder lernen aus dem, was sie sehen. Du kannst einem Kind die Natur nicht einfach so per Handy-App »erklären«. Dein Kind lernt den Wald erst richtig kennen, wenn es ihn real sehen kann, in ihn hineinhorcht, ihn fühlt und riecht.

Wann hast du mit deinen Kindern, deinen Enkeln oder deinen Neffen und Nichten zuletzt mal einen ganzen Tag oder zumindest einen Nachmittag im Wald verbracht? Für Kinder ist der Wald zu jeder Jahreszeit ein besonderer Erlebnispark – immer geöffnet für alle kleinen und großen Abenteurer und Naturfreunde. Auch an heißen Sommertagen ist der Wald eine tolle Alternative zum Besuch im überfüllten Freibad – hier ist es etliche Grad kühler, schattig und er bietet viel Freiraum zum Toben und Entdecken.

Während für uns Eltern die Natur überwiegend ein Ort zum Erholen und Entschleunigen ist, sind Natur und Wälder für Kinder ein wichtiger Entwicklungsraum für ihre Persönlichkeit. Hier erleben und verstehen Kinder Gefühle wie Freiheit, nehmen alles unmittelbar wahr, entwickeln Widerstandsfähigkeit und lernen eigenverantwortliches Handeln. Der Wald bietet eine besondere Vielfalt an verschiedenen Reizen für das Kind, ohne es zu überfordern. Dabei begreifen sie gleichzeitig, dass sich die Natur nicht ihren Bedürfnissen anpasst, sondern es genau umgekehrt ist. Die Kinder passen sich der Natur und den vorgegebenen Witterungsbedingungen an, ihre Widerstandskraft wächst und sie entwickeln eine besondere Resilienz.

Bei meinen Wald-Erlebnistagen und Workshops für Väter mit ihren Töchtern und Söhnen erlebe ich auch immer wieder, welche Glücksmomente die Kinder (und auch teilnehmende Väter) empfinden, wenn eine Herausforderung nach zahlreichen Fehlschlägen gelingt. Der eigenhändige Bau eines Unterstandes aus Ästen und Blättern, ein mit Feuerstein entfachtes Lagerfeuer, eine selbst zubereite Mahlzeit im Camp oder das erfolgreiche Lösen einer Entdeckeraufgabe erzeugt bei ihnen das gute und prägende Gefühl von Eigenständigkeit und stärkt das Selbstwertgefühl. Der Wald bietet den Kindern optimale Voraussetzungen für Sinneserfahrungen aus erster Hand, sie lernen anhand von realen Objekten in der unmittelbaren Umgebung. Insbesondere jüngere Kinder brauchen diesen sinnlichen Zugang: Alles im Wald hat je nach Tages- und Jahreszeit spezifische Düfte und Laute, verändert sein Aussehen im Tages- und Jahreslauf und jeder Moment scheint aufregend und anregend anders zu sein.

Hast du schon einmal darüber nachgedacht, dass wir Menschen den größten Teil unserer Geschichte draußen in der Natur verbracht haben? Und auch die Kinder machten früher ihre essenziellen Lebenserfahrungen in der Natur. Und heute? Die Welt unserer Kinder ist modern, komplett strukturiert und bereits in jungen Jahren von einer ständigen visuellen Reizüberflutung geprägt. Und trotzdem erlebe ich im Freundeskreis und bei Familien-Waldtagen immer wieder: Unsere Kinder haben immer noch dieses »Natur-Gen« in sich, diese tiefe Freude am Draußenspielen, beim Bauen von Höhlen und Hütten im Wald, beim Sammeln von Blättern und Kastanien. Besonderen Reiz üben dabei die vier Elemente aus, wobei Kinder vor allem von Wasser und Feuer fasziniert sind. Beobachte einmal ein Kind, das stundenlang an einem kleinen Bach spielt, oder die Freude und Faszination, die es an einem nächtlichen Lagerfeuer empfindet.

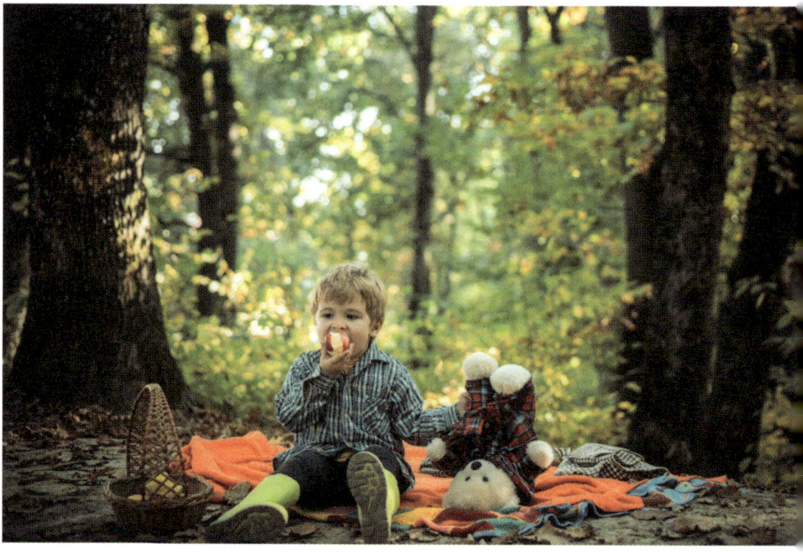

Ein paar persönliche Tipps für die Ausrüstung und Vorbereitung auf das Waldabenteuer mit deinen Kindern:

- ➜ Ein Picknick gehört einfach dazu. Das Herumtoben an der frischen Luft macht garantiert hungrig und durstig. Deshalb immer eine alte Decke und Proviant sowie ausreichend Getränke mitnehmen.
- ➜ Schmutzig werden ist ein wichtiger Garant für den Spaßfaktor. Also bitte keine Sonntagskleidung anziehen, sondern lieber eine alte Jeans oder andere matschtaugliche Klamotten für die Kids. Regen- oder wärmende Fleecejacken je nach Bedarf und Jahreszeit nicht vergessen, im Wald ist es teilweise deutlich kühler als vor der Haustür. Als Schuhe eignen sich für Kinder Turn- oder Trekkingschuhe, bei Regen sind Gummistiefel zum Hüpfen durch Pfützen und Matschlöcher besser geeignet, sollten aber für glatten Boden ein möglichst grobes Profil haben.
- ➜ Empfehlenswert ist die Mitnahme einer kleinen Erste-Hilfe-Tasche für Wanderer mit Pflastern und einer Notausstattung für Schürfwunden und minimale Verletzungen. Dazu einige Papiertaschentücher für Schniefnasen und zur schnellen Handreinigung.
- ➜ Der Wald ist eine echte Schatztruhe und Kinder finden vieles, was sie unbedingt mitnehmen wollen. Nimm unbedingt einen Stoffbeutel oder Korb für die gesammelten Waldschätze mit.
- ➜ Du musst nicht alles wissen, aber Kinder dürfen alles fragen und tun das auch. Wenn du keine Antwort hast, nicht so schlimm – schreib die Frage einfach in ein kleines mitgeführtes Notizbuch und beantworte sie zu Hause. Hilfreich ist auch die Anschaffung eines kindgerechten Tier- und

Pflanzenführers, deine Buchhandlung vor Ort hat hier sicherlich eine gute Empfehlung für dich. Unter www.bmel.de gibt es vom Bundesministerium für Ernährung und Landwirtschaft eine App für Smartphones (auch als PDF verfügbar), die sogenannte **»Waldfibel«,** mit der ihr Baumarten bestimmen könnt und viel Interessantes über Tiere und den Wald erfahrt.

- Auch wenn du es nicht unbedingt brauchst, kann die Mitnahme eines Fernglases, eines Schnitzmessers für ältere Kinder und einer Lupe bzw. eines Lupenglases euer gemeinsames Walderlebnis noch zusätzlich bereichern.

»Erwachsenen-Regeln sind langweilig ...« – hier trotzdem ein paar einfache Verhaltensregeln für den Wald:

- **Wichtig:** Holzlagerplätze aus übereinandergestapelten Stämmen sehen zwar immer sehr stabil aus, sind es aber nicht. Ich bin mit einigen Förstern und Waldbesitzern befreundet und weiß, wie häufig hier Unfälle mit teilweise drastischen Folgen passieren. Lass deine Kinder daher nicht auf diesen Holzlagerplätzen spielen und geh selbst mit gutem Beispiel voran. Das Risiko ist es nicht wert.
- Es versteht sich von selbst, dass ihr bei Gewitter und Sturm den Wald schnellstmöglich verlassen solltet.
- Selbstverständlich ist auch, dass ihr euren Müll wieder mitnehmt. Der Wald begrüßt uns als Gäste in seinem Lebensraum und deshalb ist es schön, wenn deine Kinder mit deiner Unterstützung früh ein Bewusstsein dafür entwickeln, die Lebewesen, Pflanzen und Bäume im Wald zu schützen.
- Zecken sind leider ein großes Problem in unseren Wäldern

geworden, wobei das Risiko am ehesten im Unterholz und in Gebüschen besteht. Der beste Schutz dagegen sind längere Kleidung und eine Kopfbedeckung. Vor dem Heimgehen kannst du die Kleidung der Kinder gründlich ausschütteln und du solltest dein Kind und dich zu Hause sorgfältig nach Zecken absuchen. Falls du eine findest, entferne sie nicht mit den Fingernägeln, sondern benutze möglichst eine Zeckenzange aus der Apotheke. Wenn sich die Stelle nach dem Entfernen der Zecke rötet, solltest du sofort einen Arzt aufsuchen.

→ Ihr solltet keine unbekannten Früchte oder Pilze essen und essbare Beeren immer erst gründlich waschen (Gefahr von Fuchsbandwurm). Pilze werden beim Sammeln übrigens nicht einfach herausgerissen, sondern mit dem Messer vorsichtig abgeschnitten.

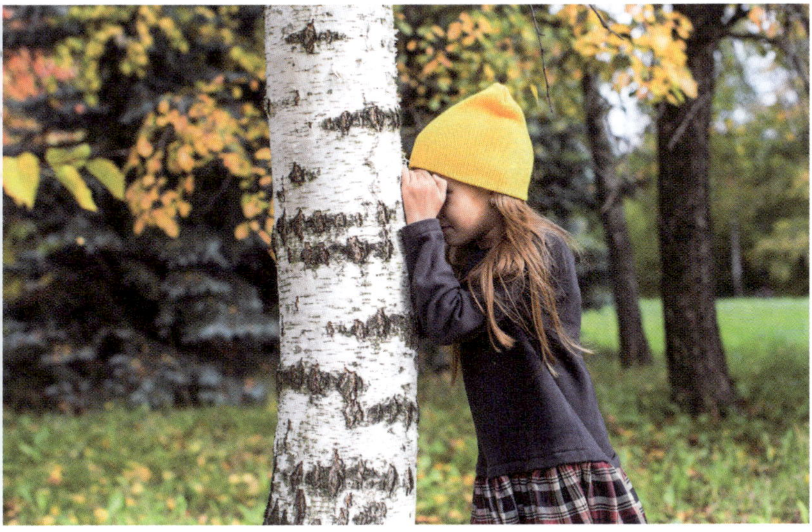

10 erprobte Wald-Spielideen für deine Kinder

Nachstehend einige schöne Spielvorschläge, die sich teilweise auch für Kindergeburtstage und größere Gruppen eignen. Viel Spaß beim Ausprobieren!

WALD-MEMORY

Memory kennst du sicherlich als Tischspiel, aber es gibt eine schöne Abwandlung für draußen: Du (bzw. die anwesenden Erwachsenen gemeinsam) sammelst abhängig vom Alter der Kinder 5 bis 10 verschiedene Fundstücke wie Bucheckern, Stöcke, Eicheln, Fichtenzapfen, Steine oder Blätter von Bäumen in der näheren Umgebung. Diese legst du dann wie ein Bild angeordnet auf ein Tuch oder eine Decke. Nun werden alle Fundstücke gemeinsam mit den Kindern betrachtet und, sofern möglich, namentlich bestimmt. Nachdem sich die Kinder die Dinge eingeprägt haben, dürfen sie fünf Minuten lang möglichst viele der gemerkten Sachen im Wald sammeln und präsentieren dann ihre Funde. Wer sich die meisten Gegenstände gemerkt und passende Gegenstücke gefunden hat, gewinnt. Natürlich können aber auch die Kinder als Gruppe (oder in mehreren Gruppen) arbeiten und so gemeinsam die Aufgabe lösen.

Als schnelle Alternative dieses Spiels und gute Gedächtnisübung gilt diese Variante: Wie zuvor legst du zehn verschiedene Waldmaterialien auf den Boden und jedes Kind darf sich die Fundstücke kurz einprägen. Dann deckst du ein Tuch darüber. Die Kinder drehen sich um und du entfernst ungesehen einen der Gegenstände. Nun dürfen sie wieder auf die verbliebenen Fundstücke schauen und müssen erraten, welches fehlt. Wer es jeweils zuerst errät, hat gewonnen.

WALD-BINGO

Viel Spaß macht auch das sogenannte Wald-Bingo, das du aber bereits zu Hause vorbereiten musst. Dazu notierst du für jedes Kind mehrere Suchaufgaben auf einem Zettel. Wenn die Kinder verschieden alt sind, kannst du individuell etwas variieren und den Schwierigkeitsgrad anpassen: Such etwas ...

- ➜ Rundes.
- ➜ Stachliges.
- ➜ Rotes.
- ➜ Gelbes.
- ➜ Weiches.
- ➜ Langes.
- ➜ Hartes.

Gewonnen hat, wer es schafft, in einer vorgegebenen Zeit von z. B. 5 Minuten alle Aufgaben zu lösen bzw. für alles einen passenden Gegenstand zu finden.

Variante 1: Dazu sammelst du ein paar Eierkartons, einen für jedes teilnehmende Kind. Dann klebst du auf die Innenseite des Deckels dieser Eierkartons zehn Bilder von Fundstücken, die die Kinder im Wald suchen sollen, also z. B. ein bestimmtes Blatt, alte Fichtennadeln, Tannenzapfen, Bucheckern, Moos oder einen Stein. Gewonnen hat das Kind, das zuerst diese 10 Dinge findet und in den Eierkarton gelegt hat. Das Spiel geht auch als Gruppenaufgabe sehr gut, da es hier nur Gewinner gibt.

Variante 2: Du klebst in jedes Fach des Eierkartons einen Zettel mit einer anderen Farbe oder malst mit Bunt- oder Filzstif-

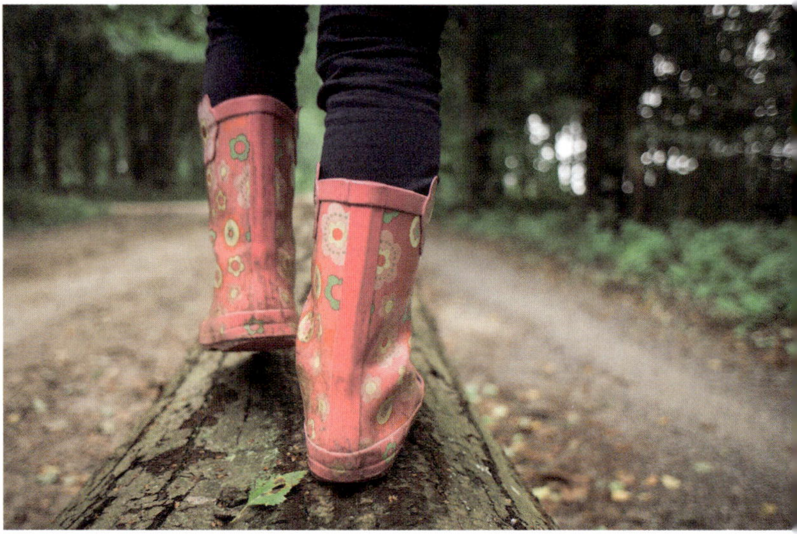

ten jeweils unterschiedliche Farbtupfer in den Karton, wobei auch Farbvarianten wie Hellgrün und Dunkelgrün genommen werden. Die Kinder haben dann die spannende Aufgabe, annähernd passend zu allen zehn Farben Fundstücke in der Natur zu finden.

WAS IST DENN DAS?

Viel Gelächter und Spaß gibt es erfahrungsgemäß bei diesem Spiel: Dein Kind oder eines der Kinder setzt sich im Wald hin und bekommt die Augen verbunden. In einen mitgebrachten Stoffbeutel kommt nun irgendein Fundstück aus dem Wald und das jeweils ratende Kind darf nur durch Hineingreifen und Fühlen erraten, um welchen Gegenstand es sich handelt. Lustig (wenn auch etwas gemein) wird es, wenn du zwischendurch auch mal einen Gegenstand in den Beutel packst, den du von zu Hause mitgebracht hast und der nicht aus dem Wald stammt. Falls du keinen Beutel dabeihast, kann das Kind mit zugebundenen Augen auch einfach beide Hände aufhalten und du gibst ihm das Fundstück zum Betasten, Fühlen und Riechen direkt in die Hand.

FINDE DEINEN BAUM WIEDER!

Voraussetzung ist ein Waldstück mit möglichst vielen verschiedenen Bäumen. Einem Kind werden die Augen verbunden und es wird vom Startplatz über Umwege zu einem Baum in der Nähe geführt. Dort kann es mit Augenbinde den Baum betasten, darf an ihm riechen, die Blätter oder Nadeln berühren und ihn umfassen. Jetzt wird das Kind wieder über Umwege vom Baum weg zum Startpunkt geführt und kann die Augenbinde abnehmen. Nun wird es spannend: Findet es »seinen« Baum wieder?

WOLFSGEHÖR

Bei diesem Spiel stehen alle Teilnehmer im weiten Kreis um den ersten »Wolf« herum. Der »Wolf« sitzt mit verbundenen Augen auf dem Boden und hat einen Ast vor sich liegen. Ziel ist es, sich an den »blinden« Wolf anzuschleichen und den Stock vor ihm zu erbeuten. Es geht immer im Uhrzeigersinn: Der erste »Schleicher« macht sich möglichst geräuschlos auf den Weg. Wenn der Wolf etwas hört, darf er mit dem Finger in die Richtung zeigen, wo er etwas wahrgenommen hat. Wenn er richtigliegt und auf den Schleicher zeigt, muss dieser wieder auf seinen Platz zurückkehren und das nächste Kind wird zum Schleicher. Falls der Wolf aber ein Geräusch hört und in die falsche Richtung zeigt, darf der aktuelle Schleicher weiterschleichen. Wem es gelingt, den Stock aufzuheben, ohne vom Wolf erwischt zu werden, darf nun mit dem Wolf seinen Platz tauschen.

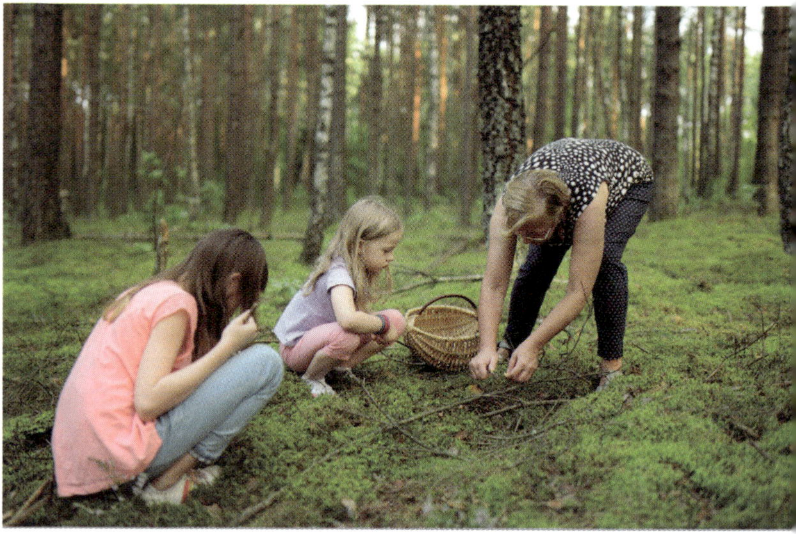

TANNENZAPFEN WERFEN

Wurfspiele sind zeitlos und machen den meisten Kindern Spaß. Zuerst sammelt ihr auf eurem Weg gemeinsam Tannenzapfen ein. An einem geeigneten Platz könnt ihr dann verschiedene Spiele ausprobieren:

- ➜ Wer wirft die Zapfen am weitesten?
- ➜ Wer trifft am häufigsten ein bestimmtes Ziel?
- ➜ Wer trifft in einen aus Ästen gebildeten Kreis, wobei der geworfene Tannenzapfen darin liegen bleiben muss?

Alternativ könnt ihr anstelle von Tannenzapfen auch Kastanien, kleine Steine oder Stöcke zum Werfen benutzen.

LUSTIGES RAUPENLAUFEN

Dieses Spiel bringt viel Gruppenspaß und ist mit spannenden Erfahrungen verbunden: Beim Raupenlaufen ist das vorn stehende Kind der Kopf der Raupe und bestimmt damit, wo es langgeht. Die anderen Kinder bilden eine Schlange und halten sich jeweils an der Schulter des Kindes vor ihnen fest. Jetzt geht es kreuz und quer durch den Wald und die ganz Mutigen schließen dabei die Augen und vertrauen dem Kind, das als Kopf den Weg bestimmt. Das Kind an der Spitze sollte bei diesem Spiel öfter wechseln, damit jeder einmal vorweggehen darf.

ETWAS KREATIVITÄT ZUM SCHLUSS

Idee 1: Alle Kinder (und gern auch die Erwachsenen) suchen sich verschiedene Waldmaterialien und bauen sich daraus ein Fantasietier.

Idee 2: Viel Spaß macht es, wenn du mit der ganzen Familie im Wald ein großes (leider vergängliches) Waldbild auf dem Boden gestaltest. Ihr könnt als Gruppe ein gemeinsames Bild schaffen oder jeder macht eines für sich allein. Zuerst malst du mit einem Stock den Rahmen des Bildes in den Boden oder legst einen Rahmen aus Ästen. Jetzt könnt ihr mit gefundenen Naturmaterialien euer Fantasie-Waldbild beginnen.

Mein Tipp zum Abschluss: Obwohl der Wald bereits viel Raum für Abenteuer und Entdeckungen bietet, kann manchmal etwas Abwechslung guttun. Schau doch im Internet nach, ob es in eurer Umgebung oder im nächsten Urlaubsort eventuell Naturlehrpfade, Barfußwege, Aussichtstürme im Wald, besondere Baumwipfelpfade, aufregende Kletterparks oder sehenswerte Biotope und Moorwege gibt.

Raum der Abenteuer und Entdeckungen

»Waldläufer zu sein, bedeutet, unabhängig durch die Wälder zu streifen. Ein Stück Freiheit zu leben und zu erleben.«

Peter Butenuth

Entdecke den Waldläufer in dir …

Schon als Kind war der Wald für mich nicht nur mein liebster Abenteuerspielplatz, sondern auch eine nicht enden wollende Entdeckungsreise in andere Welten. Von meinem Patenonkel bekam ich damals zwei alte Bücher geschenkt: »Lederstrumpf, der Wildtöter« und »Der letzte Mohikaner«. Schnell wurden sie meine Lieblingsbücher und sie stehen noch heute in meinem Bücherregal. Die Geschichte in Kurzform: Der junge weiße Natty, wegen seiner Kleidung »Lederstrumpf« genannt, befreundet sich mit dem jungen Indigenen Chingachgook, der später nach der Ausrottung seines Stammes als »der letzte Mohikaner« übrig bleibt. Beide durchstreifen die Wälder als Jäger und verteidigen andere Indigene gegen die immer weiter vordringenden weißen Siedler.

Auch aus heutiger Sicht sind die Romane, die bereits 1841 veröffentlicht wurden, bemerkenswert. Der Autor J. F. Cooper bemüht sich, die Ureinwohner Nordamerikas auf eine ausgewogene und realistische Art und Weise darzustellen, und verwendet als Erster den großen amerikanischen Kontinent als

Handlungshintergrund für seine Romane – eine Inspiration auch für spätere Schriftsteller wie Karl May, Alexandre Dumas oder Charles Sealsfield.

Was mir als Kind an den Erzählungen gefiel, war die Freiheit bzw. der Wunsch nach einem freien Leben der Helden; das Vertrauen auf die eigene Kraft; der Mut, neue Wege in die unentdeckte Wildnis zu suchen – vor allem aber (ohne es damals schon so in Worte fassen zu können): ein aufregendes Leben im Einklang mit der Natur – für mich als Großstadtjunge die Vorstellung vom Paradies auf Erden.

Auch wenn Lederstrumpf sich weitestgehend als Jäger ernährt hat, ging es mir nie um das Jagen oder Kämpfen mit Pfeil und Bogen, sondern mich faszinierten vor allem das lautlose Fortbewegen im Wald, eins zu werden mit der Natur und das gute Gefühl, für den Wald geboren zu sein.

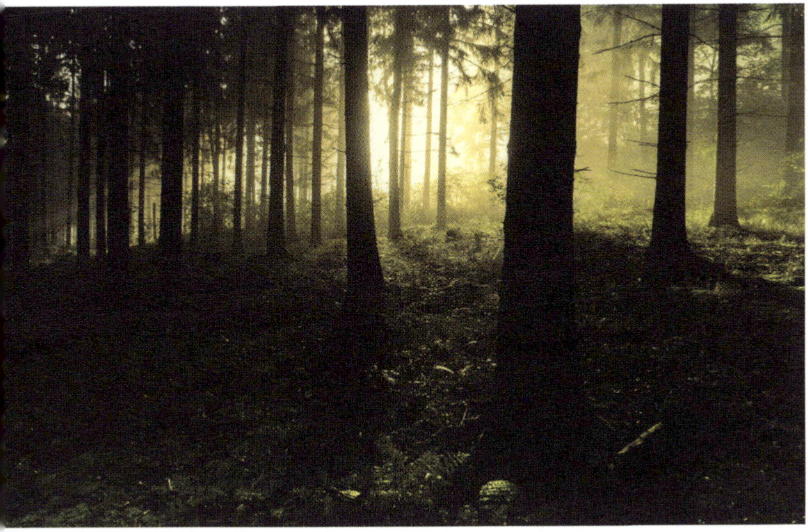

Diese Begeisterung und den tiefen Wunsch, möglichst viel Zeit im Wald zu verbringen, empfinde ich unverändert bis heute, und wenn ich auf die »Visitenkarte meines Lebens« unter meinen Namen eine Bezeichnung schreiben müsste, wäre das wohl »Waldläufer«.

Was versteht man eigentlich darunter?

Aus meiner Sicht sind Waldläufer Menschen, die mit leichtem Gepäck durch die Wildnis streifen und auf ihren Wanderungen im Einklang mit der Natur leben.

»Leichtes Gepäck« bezieht sich aber auch darauf, dass man unnötige Alltagssorgen zurücklässt, nicht ständig erreichbar ist und sich der Medienflut entzieht: ein entspanntes und achtsames Unterwegssein für Körper, Geist und Seele, »Walderleben« mit allen Sinnen.

Aber Waldläufer zu sein, bedeutet mehr, als nur in der Natur zu sein. Für mich sind es Menschen, die sich dafür entschieden haben, einen Teil ihres Lebens den Wäldern zu widmen. Sie haben eine hohe Affinität zur Natur und verstehen sich als ihr Botschafter.

Vielleicht findest du dich ein Stück weit in dieser Beschreibung wieder – es wäre schön, wenn du durch mein Buch inspiriert wirst, selbst eine Waldläuferin oder ein Waldläufer zu werden …

Vom besonderen Zauber der Nächte im Wald und dem Schlafen unter dem Sternenhimmel

Einen besonderen Platz unter meinen Lieblingsbüchern hat das Buch »Unter freiem Himmel« von Markus Torgeby, gleichermaßen inhaltlich und optisch empfehlenswert. Er scheibt darin:

»Ich glaube an das Schlafen im Freien, umgeben von Nadelbäumen, Dunkelheit und Kälte. Daran, auf dem Rücken zu liegen, zu den Sternen hochzublicken und zu sehen, wie sich die Atemluft wie eine dünne Wolke vor den Augen ausbreitet.«

Dieses Bekenntnis würde ich gern in dem Satz zusammenfassen: »Draußen schlafen macht glücklich!«

Wenn du morgens dein Fenster öffnest oder auf dem Balkon bzw. der Terrasse stehst und tief Luft holst, spürst du regelrecht, wie dein Körper aufatmet und du mit Leben erfüllt wirst. Wissenschaftliche Untersuchungen belegen, wie wichtig es ist, frische Luft zu tanken und Zeit in der Natur zu verbringen – warum dafür nicht auch die Zeit des Schlafens nutzen?

Draußen schlafen ist gesund, nicht nur für den Körper, sondern auch für die Seele. In Skandinavien wird die jahrhundertealte Outdoor-Tradition des Freiluftlebens, das sogenannte »Friluftsliv«, gerade in den letzten Jahren wieder intensiv gelebt. Dort ist der Sommerurlaub mit Zelt oder einfachem Biwak in den Wäldern und an den Seen für viele Menschen wichtiger Bestandteil ihrer Lebensqualität.

Keine Sorge, du musst jetzt nicht abends mit dem Schlafsack unvorbereitet in den Wald umziehen, sondern kannst das Draußenschlafen einfach mal auf dem Balkon, der Terrasse, in deinem Garten oder auf einem möglichst ruhigen Fleckchen eines Wald-Campingplatzes ausprobieren. Du wirst glücklich und geerdet einschlafen und garantiert erholt aufwachen!

Kinder schlafen nach meinen Erfahrungen übrigens sehr gerne draußen, es ist für sie ein echtes Abenteuer. Draußen zu schlafen, ist eine wunderbare Gelegenheit, den Kindern die Natur nahezubringen und ihnen durch deine eigene Anwesenheit eventuelle Ängste vor Unbekanntem oder der Dunkelheit zu nehmen.

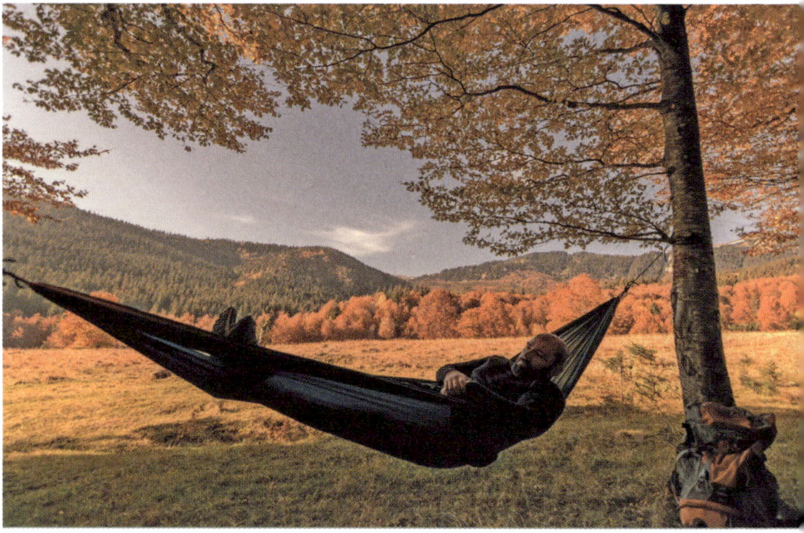

Hier ein paar Tipps zum Draußenschlafen:

Ein guter Schlafplatz in der Natur sollte keine oder wenig Insekten auf dem Boden wie z. B. Ameisen aufweisen und möglichst trocken und windgeschützt sein. Grundsätzlich gilt, je sorgfältiger du dein Nachtlager vorbereitest, desto besser wirst du auch darauf schlafen. Deshalb leg dich möglichst auf einen Platz, der auf den ersten Blick nicht einsehbar ist, also nicht mitten auf einen Weg oder dorthin, wo erkennbar mit Wildwechsel zu rechnen ist. Such dir diesen Platz rechtzeitig, damit du bei Sonnenuntergang nicht unter Zeitdruck gerätst. Nimm dir die Zeit, sorgfältig größere Steine oder Äste unter deiner Isomatte bzw. Decke zu entfernen, die dich sonst nachts ärgern könnten.

Als **Ausrüstung bzw. Grundausstattung** benötigst du nicht viel: einen Sommer- oder Winterschlafsack, ein Allzweck-Outdoormesser (sogenannte »Schweizer Taschenmesser«), eine Isomatte sowie eine Stirnlampe mit Zusatzakku. Ansonsten solltest du ausreichend Trinkwasser und Proviant mitnehmen. Ein kleines Zelt kannst du zwar nutzen, der geschlossene Raum nimmt dir aber viel vom Zauber der Nacht. Besser ist die Mitnahme eines sogenannten »Tarps«, also einer kleinen Plane als Wetterschutz, die du bei Bedarf mit einer Schnur zwischen zwei Bäumen aufspannen kannst. Gegen Insekten und Spinnen bekommst du im Outdoorhandel Moskitonetze in unterschiedlichen Größen und Ausführungen.

Eine mir häufig gestellte Frage ist: **»Darf man eigentlich draußen schlafen?«** Anders als z. B. in Schweden ist bei uns das Draußenschlafen mit Zelt prinzipiell überall dort verboten, wo es nicht ausdrücklich erlaubt ist, und von daher nur auf Campingplätzen oder eigenen Privatgrundstücken zulässig. Schläfst du ohne Zelt draußen, dann bewegst du dich rechtlich in einer Grauzone, wobei das Übernachten in Naturschutzgebieten auch ohne Zelt meistens verboten ist. Wenn es vor Ort irgendwie möglich ist, frage ich den Bauern, Förster oder Waldbesitzer, ob ich auf meiner Wanderung in seinem Waldstück schlafen darf – natürlich mit der Zusage, kein Lagerfeuer zu machen und keinerlei Abfälle wie Toilettenpapier oder leere Flaschen zu hinterlassen. Aus langjähriger Erfahrung heraus, die auch viele Freunde von mir teilen, ist es beim Draußenschlafen an unauffälligen Stellen sehr unwahrscheinlich, dass sich jemand daran stört. Wichtig ist, nicht den Eindruck von Camping zu erwecken und eine Unmenge von Dingen auf dem Lager auszubreiten, sondern nur einen aufgeräumten Schlafplatz zu nutzen, einen kleinen Müllbeutel vorweisen zu können und sich naturgerecht zu verhalten. Ich hatte in all den Jahren lediglich zweimal in den frühen Morgenstunden einen »Zusammenstoß« mit einem Waldarbeiter oder Förster, die aber viel Verständnis dafür hatten, dass ich allein oder mit einem meiner Kinder einfach mal unter dem Sternenhimmel schlafen wollte, um der Natur nahe zu sein. Meine Empfehlung ist, in solchen Fällen nicht zu diskutieren, sondern offen und freundlich zu sein und auch zu akzeptieren, wenn man weggeschickt oder ermahnt wird.

Ein persönliches Anliegen an die Wildcamper unter uns: Gerade als Draußenschläfer und Wildcamper sollten wir uns ganz besonders um Naturschutz bemühen. Wir sind so gern in der Natur, weil wir dort neue Energie für den hektischen Alltag tanken können. Das ist aber heute und zukünftig nur möglich,

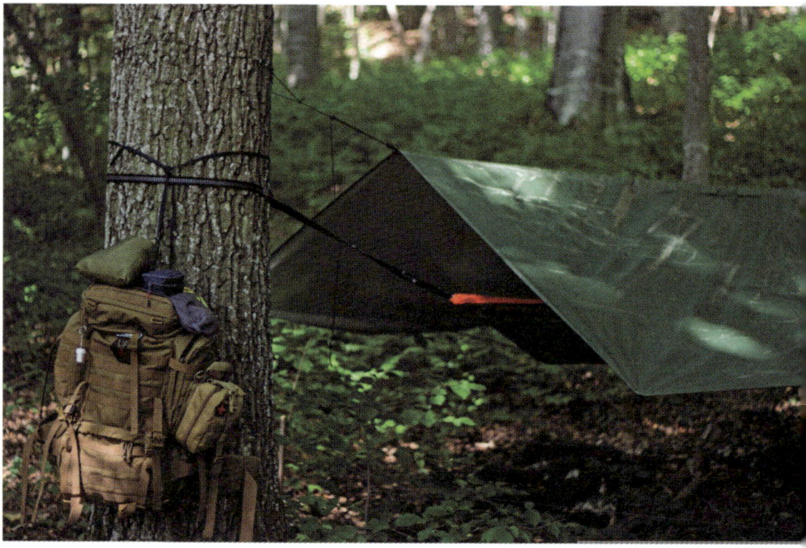

wenn der Wald bzw. die Natur intakt ist. Und es liegt an jedem von uns, diese Natur zu schützen und mit gutem Beispiel voranzugehen. Also hinterlassen wir keinen Müll am Lager und unser Schlaf- oder Rastplatz sieht hinterher wieder genauso aus, wie wir ihn vorgefunden haben. Und es wäre gut, wenn wir noch etwas weiter gehen, indem wir z. B. Müll aus dem Wald mitnehmen, den andere dort liegen gelassen haben. Danke dafür.

»Die Wildnis ist es, die die Welt bewahrt.«

Henry David Thoreau

Vom Feuermachen und Kochen im Wald

Träumst du auch von einem prasselnden Lagerfeuer im Wald, an dem du dich abends wärmen und dein Essen zubereiten kannst? Da muss ich dich leider enttäuschen. Wenn du das möchtest, solltest du nach Schweden ausweichen, wo an vielen schönen Plätzen in der Natur offizielle Feuerstellen angelegt sind und du beim Zelten und Walderleben andere Freiheiten als in den meisten Ländern Europas genießt. Auch ein waldfreier Lagerplatz am Strand oder an einem Flussbett kann eine mögliche Alternative sein.

Die rechtliche Situation bei uns ist aber eindeutig: **Offenes Feuer ist in Deutschlands Wäldern zu Recht verboten.** Falls du doch ein Feuer entzündest, musst du mit einem Bußgeld von bis zu 100.000 Euro rechnen. Entsteht durch dein Feuer ein Waldbrand, kann das sogar zu einer Freiheitsstrafe führen. Ein offenes Feuer ist jedes Feuer, bei dem eine Flamme zu sehen ist, also nicht nur ein Lagerfeuer oder Grillfeuer, sondern auch ein Campingkocher oder ein sogenannter Hobo-Ofen. Auch das Rauchen ist in vielen Wäldern vom 1. März bis 31. Oktober verboten.

Eine Ausnahme sind die offiziellen, fest eingerichteten Feuerstellen im Wald, wobei du dort verpflichtet bist, das Feuer ständig zu kontrollieren und ausreichend Löschmittel wie Wasser, Erde oder Sand bereitzuhalten.

Offizielle Feuerstellen erkennst du an Schildern und kannst auch im Internet gezielt danach suchen.

Sicherlich gibt es immer wieder Menschen, die dir erzählen, wie schön der Abend am Lagerfeuer im Wald gewesen sei und dass sie »gut aufgepasst« und die Stelle gesichert hätten. Mag sein, es gibt viele große Waldgebiete, wo du ein Feuer machen kannst und vermutlich nicht erwischt wirst. Aber darum geht es mir nicht: Was ist, wenn das Feuerholz sehr trocken ist und dein Feuer im Wind zu flackern beginnt? Wie behältst du die Funken unter Kontrolle, die plötzlich in alle Richtungen fliegen? Stell dir vor, der Wald entzündet sich durch die Funken und du löst einen Feuerwehreinsatz aus, bei dem unter Umständen Menschen verletzt und große Waldbestände vernichtet werden.

Möchtest du diesen Schaden und die damit verbundene Freiheits- oder Geldstrafe wirklich in Kauf nehmen, nur um Lagerfeuerromantik zu erleben?

Ich war früher auch Lagerfeuerfan, habe aber in den letzten Jahren auf meinen Reisen zu viele Gebiete gesehen, in denen Brände regelrecht getobt haben. Viele davon wurden durch Fahrlässigkeit oder Brandstiftung ausgelöst – ein Schaden für Generationen. Deshalb esse ich heute bei meinen Waldtouren lieber mal kalt und koche nur da, wo es erlaubt ist.

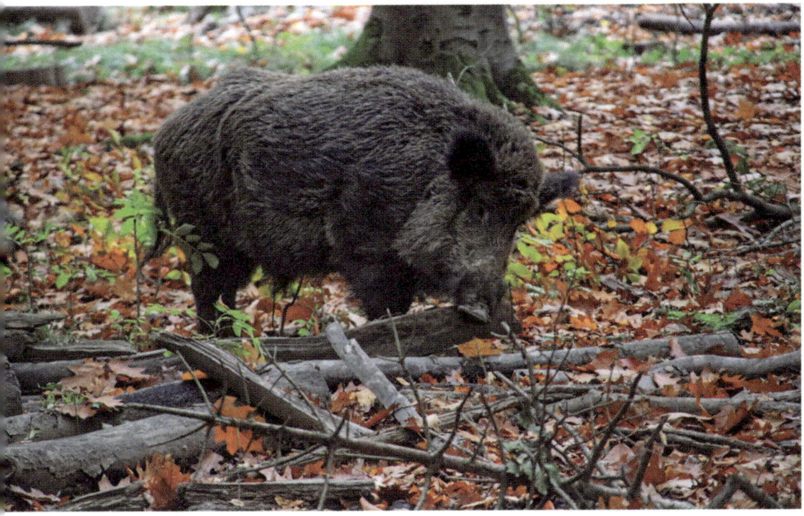

Vom Umgang mit Wildschwein und Co.

Bei meinen Waldwanderungen habe ich viele Rehe, Hirsche, Hasen, Eichhörnchen und Füchse gesehen, aber nur zweimal Wildschweine getroffen. Beide Male konnte ich diese aber rechtzeitig wahrnehmen und ihnen ausweichen oder abwarten, bis sie weitergezogen waren. Grundsätzlich sind Begegnungen mit Wildtieren lehrreich und berührend, können aber auch spannend und mitunter nicht ungefährlich sein. Ein verletztes Tier, dem du dich näherst, kann plötzlich aggressiv reagieren, bei zu viel Nähe will eine Tiermutter vielleicht ihre vermeintlich bedrohten Jungen schützen und bei einem kranken Tier kann unter Umständen Ansteckungsgefahr bestehen.

Viel Respekt habe ich vor den sehr wehrhaften und häufig im Wald vorhandenen **Wildschweinen**, wobei laut dem Naturschutzbund Deutschland (NABU) Wildschweine nur angreifen, wenn sie sich oder ihren Nachwuchs bedroht sehen: »Bei Begegnungen sollte man deshalb immer Ruhe bewahren und sich langsam zurückziehen – das signalisiert dem Wildschwein, dass man selbst keine Gefahr für die Tiere darstellt. In aller Regel greifen sie dann auch nicht an.« Ich habe das zwar zum Glück noch nicht ausgiebig testen müssen, halte den vorsichtigen Rückzug aber auch für die beste Vorgehensweise, insbesondere bei Bachen mit Frischlingen. Hier bitte auf keinen Fall aus Neugier oder für ein Foto dichter herangehen und den Tieren immer eine Rückzugsmöglichkeit lassen, also sie nicht einengen. Und – auch wenn es für die meisten selbstverständlich ist, nochmals der Hinweis: Hunde im Wald grundsätzlich an der Leine führen! Hunde haben einen natürlichen Jagdtrieb und Wildschweine können ihnen ernsthafte Verletzungen zufügen.

Einen **Wolf** habe ich in freier Wildbahn zwar noch nie gesehen, aber eine Begegnung mit ihm ist laut NABU auch kein Grund zur Hysterie: Gesunde Wölfe, die man nicht provoziert oder anfüttert, stellen für uns in der Regel keine Gefahr dar, da sie sich im Normalfall zurückziehen, wenn sie auf Menschen treffen. Wichtig ist, ihnen bei einer Begegnung genug Raum zum Ausweichen zu lassen. Es hilft auch, sich aufzurichten und groß zu machen sowie bei sich nähernden Tieren diese mit lautem Rufen und Klatschen zu verscheuchen.

Grundsätzlich gilt bei allen Begegnungen mit Wildtieren:

- Zeige Respekt und Toleranz gegenüber den Tieren, die letztlich nur ihrem Instinkt folgen.
- Halte Abstand zu ihnen, laufe ihnen nicht hinterher, füttere und fasse Jungtiere auf keinen Fall an.

- Lass jedem Tier eine Rückzugsmöglichkeit.
- Bewahre auch in möglichen Angstmomenten die Ruhe, bleib gelassen, aber beachte Warnsignale. Am besten bleibst du kurz stehen und schätzt die Lage ein, dann ziehst du dich langsam und ruhig zurück, wobei du Geräusche und hektische Bewegungen vermeiden solltest.

Schon gewusst?

In unseren Buchennaturwaldreservaten kommen Untersuchungen zufolge ca. 5.800 Tierarten vor – wo leben die eigentlich alle?

Nun, fast drei Viertel der Tierarten sind Insekten, die für dich als Besucher kaum sichtbar sind: Sie leben in den Kronen, unter der Rinde sowie im Holz der Bäume oder in der Humus- und Streuschicht des Waldbodens. Sogenannte Wirbeltiere wie Rehe, Vögel oder Reptilien machen lediglich 2 bis 3 % der heimischen Tierarten aus.

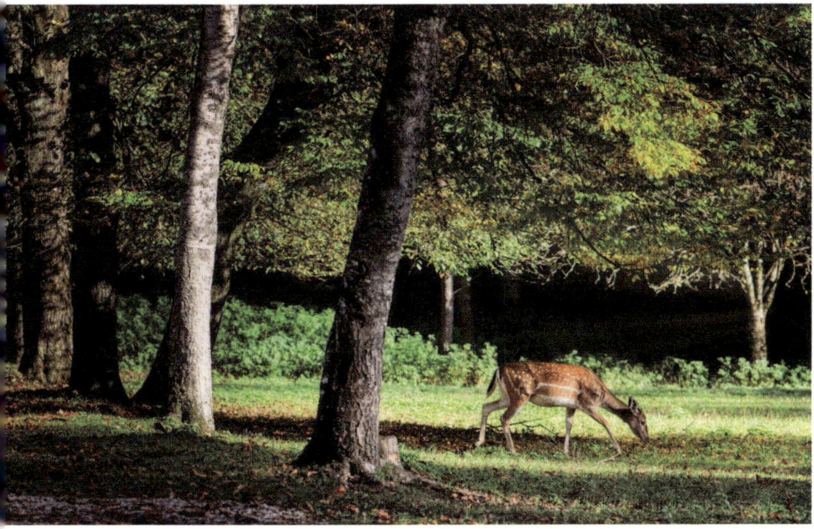

Die Schönheit der vier Jahreszeiten

»Lebe jede Jahreszeit, wie sie kommt! Atme die Luft, trinke, schmecke die Früchte und überlasse dich ihrem Einfluss.«

Henry David Thoreau

Mit etwas Aufmerksamkeit benötigst du im Wald keinen Kalender, um die jeweilige Jahreszeit oder manchmal sogar den richtigen Monat zu bestimmen. Die ersten Frühblüher kannst du mitunter schon im Februar sehen oder der beginnende Laubfall im Herbst wird dich faszinieren – der Wald lädt dich in allen Jahreszeiten zu einer Entdeckungsreise ein! Ich finde es immer sehr schade, wenn ich erlebe, wie gerne mein »Hauswald« in den warmen Sommermonaten besucht wird und wie wenig Menschen dagegen im späten Herbst oder Winter dort unterwegs sind. Jede Jahreszeit im Wald hat ihre Besonder-

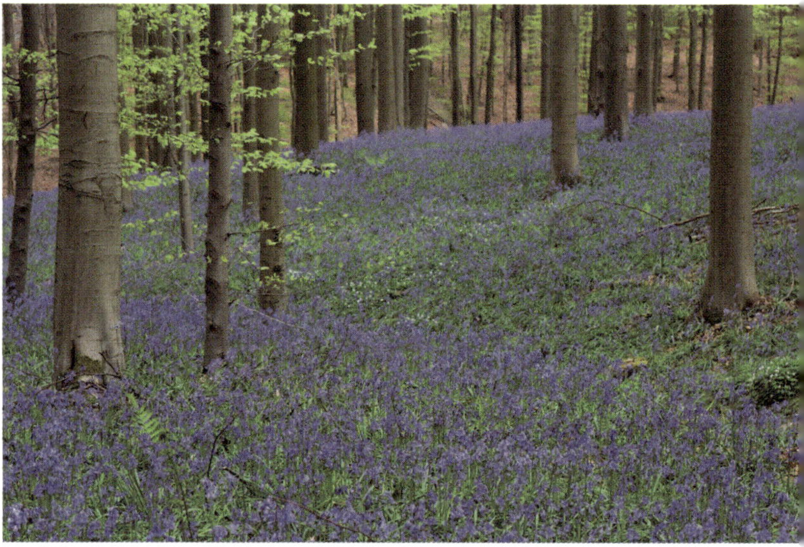

heiten und tut dir auf unterschiedliche Weise gut. Mal ist es der sanfte Lufthauch eines Sommerabends, der dich verzaubert, und ein anderes Mal die klare, kalte Winterluft, die alle Sinne in dir weckt.

Der Frühling: Du kennst bestimmt auch die Sehnsucht, nach einem langen Winter endlich wieder die ersten warmen Sonnenstrahlen des Frühlings auf der Haut zu spüren. Manchmal habe ich den Eindruck, dass nach den ersten warmen Tagen die Natur nahezu explodiert.

Die Sonne scheint wieder länger und intensiver, der Schnee, der eventuell noch liegt, schmilzt und der Waldboden taut auf oder erwärmt sich. Du siehst Frühblüher wie das Leberblümchen, den Märzenbecher oder das Buschwindröschen. Viele dieser Bodenpflanzen nutzen die Wärme der Sonnenstrahlen, die durch die noch kahlen Äste auf den Boden fallen. Wenn sich das Blätterdach später schließt, ziehen sich diese Blümchen zurück und warten auf den nächsten Frühling. Wenn du leise und aufmerksam durch den Wald gehst, siehst oder hörst du die ersten Tiere, die aus ihren Winterverstecken kommen. Im März sind die Laubbäume noch ohne Blätter und brauchen für den Neuaustrieb Zucker in Form von Glukose, Wasser und vor allem viel Licht. Sobald die Temperaturen im Frühjahr steigen, wandeln die Bäume die vor dem Winter gespeicherte Stärke wieder in transportfähige Glukose um, der Wassergehalt der Rinde steigt und wird durch einen stetigen Wassernachstrom von den Wurzeln her ersetzt. Nach allgemeinem Sprachgebrauch heißt es, dass der Baum »in Saft gerät« und so die Knospen austreiben können.

Im April sind dann die Knospen, aus denen die Blätter und Triebe entspringen, schon dick und warten nur darauf, endlich

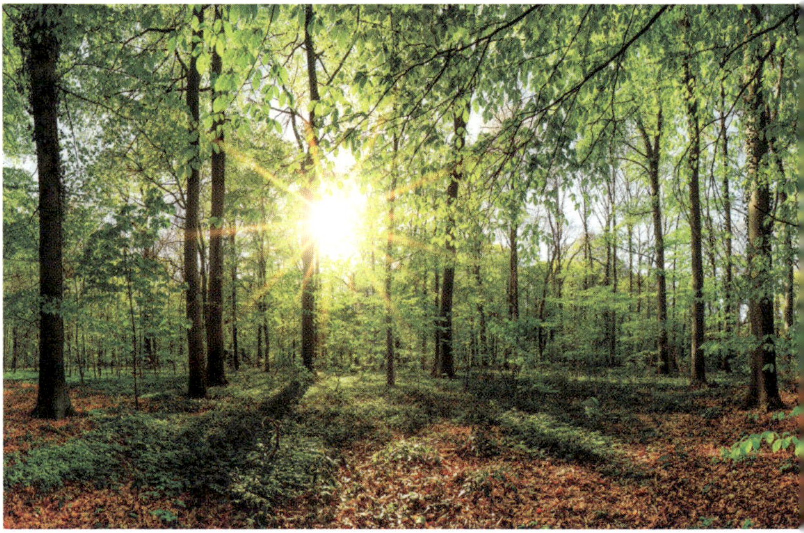

auszutreiben. Der Mai ist die Brut- und Setzzeit, es kommen unzählige Jungtiere auf die Welt und in den Feldern sowie im Wald sind junge Kitze versteckt. Auch viele Vögel brüten zu dieser Zeit.

Interessant ist die vielfältige Gestaltung der Blüten von Bäumen, die abhängig davon ist, auf welche Art und Weise sie bestäubt werden. Fast alle Waldbäume wie die Rotbuche werden durch Wind bestäubt und ihre Blüten sind eher unscheinbar. Wenn Bäume wie z. B. die Rosskastanie durch Insekten bestäubt werden, bilden sie oft sehr farbige und auch stark duftende Blüten aus, um Insekten anzulocken.

Der Sommer: Der Sommer als wärmste der vier Jahreszeiten sorgt durch seine Licht- und Wärmeintensität dafür, dass die Pflanzen im Wald das Maximum an Stoffen produzieren – alles wächst und gedeiht. Das Wachstum der Bäume, das im Frühjahr bereits begonnen hat, geht rasant weiter. Sie nutzen die kräftigen Sonnenstrahlen, um Photosynthese zu betreiben und Kohlenhydrate zu bilden. Mithilfe dieser wächst der Spross in die Höhe, die Triebe in die Länge und der Stamm in die Breite. Durch das horizontale Wachstum nehmen Baumstamm und Äste von Jahr zu Jahr an Dicke zu, es bildet sich jedes Jahr ein sogenannter »Jahrring«. Dafür ist das sogenannte Kambium verantwortlich, eine Wachstumsschicht zwischen Rinde und Holz. Im Sommer erstrahlt der Wald in frischem Grün und jeder kleine Waldsee wird zu einem »Hotspot« an Artenvielfalt.

Im Spätsommer tauchen dann die ersten Pilze auf und ganz langsam wird es kühler …

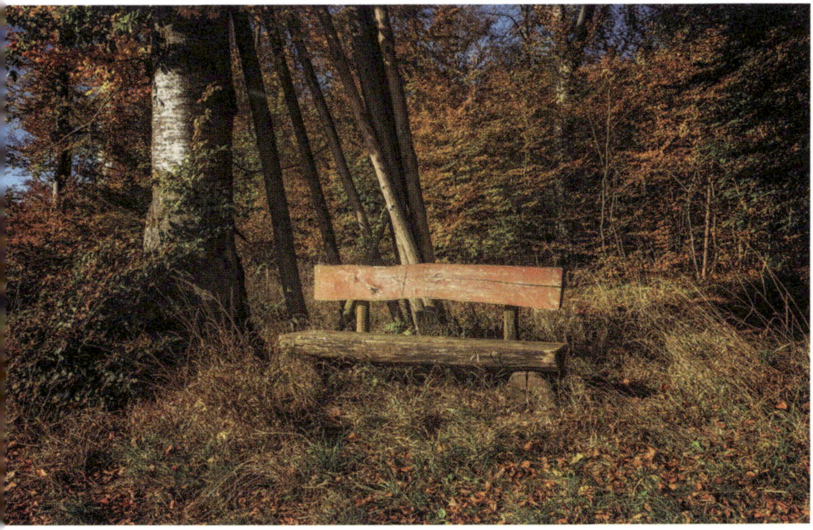

Der Herbst: Ich bin ein »Draußen-Mensch« und empfinde insbesondere die langen Sommerabende als ein besonderes Geschenk. Draußen zu essen, mit guten Freunden zusammenzusitzen oder stundenlang auf ein Feuer zu blicken, tut mir unendlich gut. Insofern bedauere ich das Ende des Sommers, aber die Trauer darüber wird schnell von der Freude über die guten Seiten des Herbstes vertrieben. Es wird früher dunkel, erste Nächte werden knackig kalt, der Wind weht durch unser Haar und wir werden mit einem regelrechten Farbfeuerwerk durch die sich langsam verfärbenden Blätter beschenkt. Aber nicht nur die Blätter verfärben sich und fallen hinunter, sondern auch viele Waldfrüchte wie Eicheln, Kastanien und Bucheckern sind reif und fallen zu Boden. Aus ihnen können dann wieder viele junge Bäume heranwachsen oder sie dienen Wildschwein und Co. als Nahrung für den Winter. Wenn die Tage zunehmend »kürzer« werden, verringert sich der Licht- und Wärmehaushalt der Bäume. Dadurch nimmt die Stoffwechselrate ab und das Wachstum lässt automatisch nach. Die immer noch produzierten Assimilate (gelöste Zucker) werden jetzt in der Rinde, im Holz und in den Wurzeln der Bäume als Stärke, aber auch als Fette und Öle eingelagert. Hier sprechen wir von der Speicherphase.

Schon gewusst?

Vor dem Abfallen der Blätter vom Baum verfärben sie sich bekannterweise. Die Ursache für die schönen Blattfärbungen in verschiedenen Gelb- und Rottönen ist der langsame Rückzug der Pflanzensäfte in den Stamm und in die Wurzeln. Der grüne Blattfarbstoff Chlorophyll wird nach und nach abgebaut, wodurch verstärkt gelbe und rote Farbstoffe, sogenannte Carotine sichtbar werden. Zwischen dem Stiel des Blattes und dem Zweig bildet sich bereits im Frühjahr eine Trennzone aus, die im Herbst verkorkt und verholzt. Dadurch trocknet das Blatt aus und löst sich an der ausgebildeten Trennschicht vom Zweig. Nadelbäume (bis auf die Lärche) werfen im Herbst ihre Nadeln interessanterweise nicht ab. Das liegt daran, dass der Waldboden im Winter oft gefroren ist und die Bäume dann kein Wasser aus dem Boden nachziehen können. Um durch den ständigen Wasserbedarf der Blätter nicht zu vertrocknen, werfen Laubbäume ihre Blätter ab. Nadeln haben dagegen eine dicke Wachsschicht, die im Winter das Transpirieren und damit das Austrocknen verhindert.

Der Winter: Der Wald hat nun zwar Winterruhe, die Bäume tragen keine Blätter mehr und der Boden ist (leider immer seltener) von einer Schneedecke bedeckt. Die Tiere, Pflanzen und Bäume haben unterschiedliche Strategien, unbeschadet durch den Winter zu kommen. Eichhörnchen und Igel halten

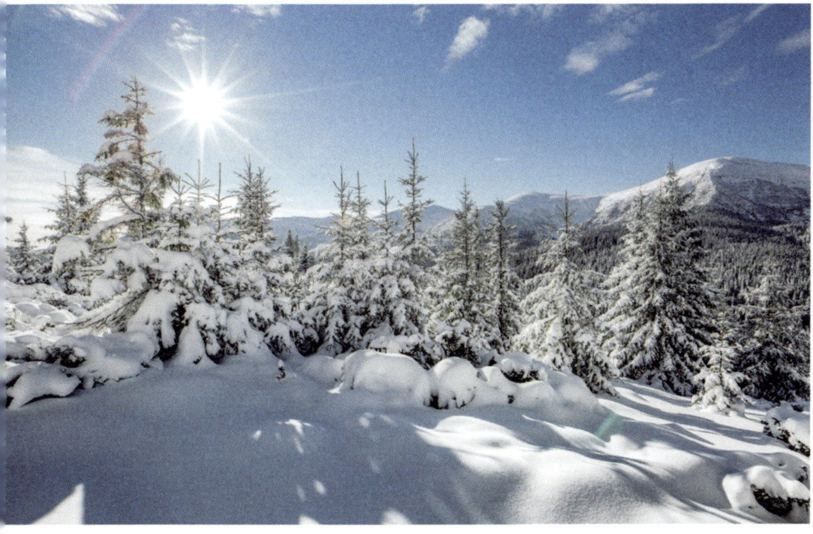

eine Winterruhe, also einen Winterschlaf mit einigen Unterbrechungen, um Nahrung aufzunehmen. Laubbäume warten auf den Laubaustrieb im Frühjahr und auch die Nadelbäume haben ihr Wachstum nahezu eingestellt. Der Wald bietet zahlreichen Tieren im Winter einen idealen Unterschlupf in Baum- und Wurzelhöhlen und im gefallenen Laub. Im Waldboden selbst haben sich viele Würmer, Insekten, Schnecken, Frösche und Krötenarten, aber auch Eidechsen zur sogenannten Winterstarre in eine frostsichere Tiefe zurückgezogen. Obwohl die Natur Winterruhe hält, sind diese Monate die arbeitsreichsten im Jahr einer Försterin oder eines Försters. Es ist die hauptsächliche Zeit der Holzernte und auch die vielen Weihnachtsbäume werden jetzt geschlagen.

Ein Aufenthalt im Wald ist besonders an kalten, verschneiten Tagen ein Genuss. Die Luft hat eine besondere Frische und es gibt nichts Schöneres, als anschließend in das warme Zuhause zurückzukehren und eine heiße Tasse Tee oder Schokolade zu genießen. In meiner Familie gibt es seit etlichen Jahren die Tradition, in der Zeit zwischen Weihnachten und Silvester eine Wanderung durch das nahe gelegene Waldgebiet zu unternehmen, der sich oftmals auch Freunde anschließen. Danach setzen wir uns noch in der Waldhütte eines Bekannten zusammen, wo wir uns an einem kleinen Holzofen wärmen und gemeinsam mit Glühwein und belegten Broten für einige Stunden den bevorstehenden Jahresausklang feiern.

Vielleicht verstehst du nun, warum ich auch dir wünsche, alle vier Jahreszeiten im Wald gleichermaßen zu erleben und zu genießen.

Raum der Bäume – 2. Teil

»Die Bäume und Steine werden dich Dinge lehren, die dir kein Mensch sagen kann.«

Bernhard von Clairvaux

Die Esche

Wichtiges auf einen Blick:
Lebensalter: bis 200 Jahre
Höhe: 35 bis 40 m
Typische Lebensräume: Täler, Steilhänge, Auen, bevorzugt durchlässige, feuchte Böden
Waldanteil in Deutschland: ca. 2,4 %

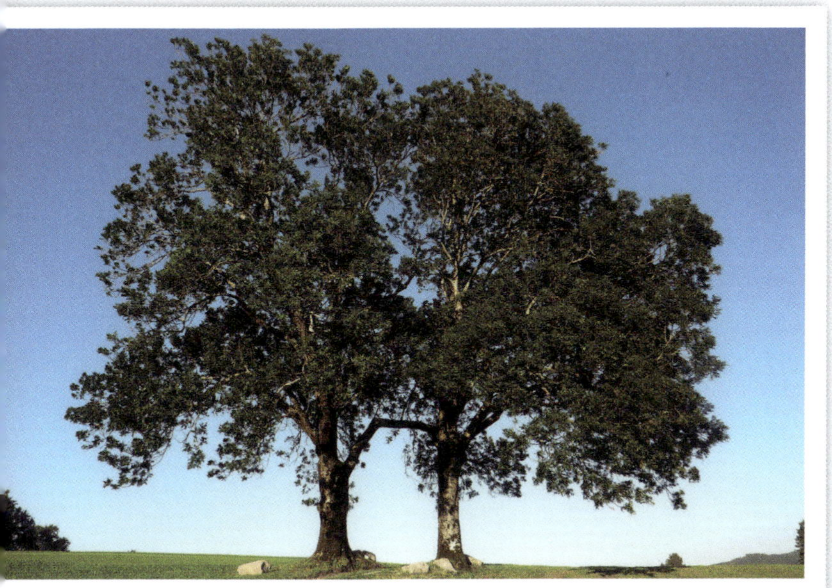

Blütezeit: April bis Mai, teilweise früher
Blätter: mindestens neunfach gefiedert
Rinde: grau, dick und sehr korkartig
Früchte: Ab August entwickeln sich aus den Blüten kleine Nussfrüchte.

Die Esche mit ihren über 70 Arten der Gattung »Fraxinus« findest du überwiegend in Nordamerika und Asien; in Europa sind vor allem die Gemeine bzw. Gewöhnliche Esche, die Schmalblättrige Esche und die Manna-Esche bzw. Blumen-Esche anzutreffen.

Obwohl Eschen zu den höchsten europäischen Laubbäumen zählen, haben sie eine sehr ungewöhnliche Entwicklung: Um sich gegen die umliegenden Bäume zu behaupten und ausreichend Platz zu gewinnen, wachsen sie anfangs oft mit einem sehr dünnen Stamm in die Höhe. Erst später, wenn sie eine ausreichend hohe Position erreicht haben, legt ihr Stamm an Dicke (bis zu 1 m) zu. Gut erkennen kannst du die Esche an den 20 bis 40 Zentimeter langen, gefiederten Blättern, allerdings oft erst ab Juni, da der Austrieb spät einsetzt. Auffällig ist auch der ausgeprägte Gabelwuchs, bei vielen Eschen gabelt sich der Stamm in zwei starke Stämme.

Das besonders elastische Holz wurde früher gerne für die Herstellung von Skiern verwendet, heute nutzt man es vor allem für Werkzeugstiele und Möbel. Laut der griechischen Mythologie soll Achilles mit einem Speer aus Eschenholz in den Trojanischen Krieg gezogen sein.

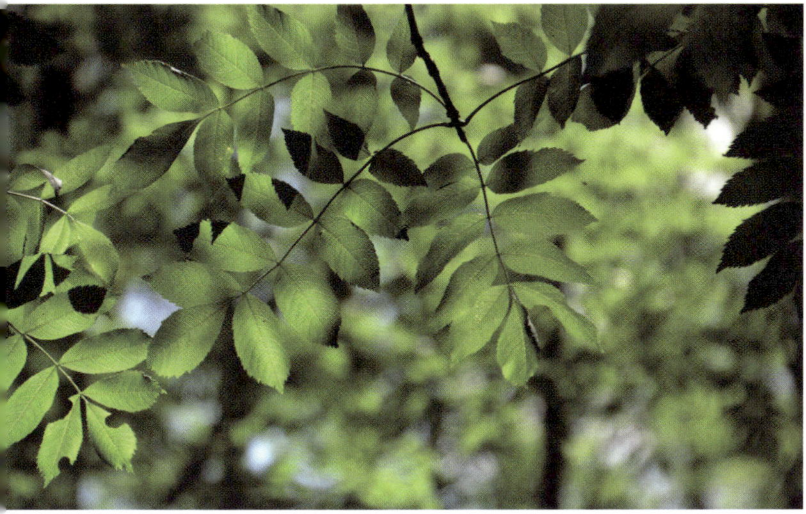

Die Esche als Heilpflanze

Aus den frischen Blättern im Frühsommer kann man einen belebenden Tee zubereiten, der die Beschwerden von Rheuma und Gicht lindert. Das liegt an den in der Rinde und den Blättern enthaltenen Flavonoiden, Triterpenen und Cumarin, die schmerzlindernd und entzündungshemmend wirken. Zudem haben die Eschenblätter auch eine harntreibende und leicht abführende Wirkung. Im Mittelalter wurde der schleimreiche, frische Bast der Rinde als Auflage zur Wundheilung benutzt.

Schon gewusst?

Wälder sind die größten Süßwasserspeicher der Welt, da sich der Waldboden mit seinem Hohlraumnetz aus Wurzelkanälen und der Humusschicht wie ein Schwamm auswirkt und so bis zu 200 Liter Wasser unter der Oberfläche eines Quadratmeters speichert.

Die Fichte

Wichtiges auf einen Blick:
Lebensalter: bis 300 Jahre
Höhe: 30 bis 50 m
Typische Lebensräume: feuchte und kühle Wald- und Gebirgslagen
Waldanteil in Deutschland: ca. 25,7 %
Blütezeit: April und Mai, eingeschlechtige und einhäusige Blüten, männliche Blüten in Form von bis zu 25 cm langen, rotgelben Kätzchen
Blätter: Nadeln wachsen spiralig um den Ast herum, 1 bis 2,5 cm lang, spitz und leicht säbelförmig
Rinde: dünn geschuppt, bräunlich rot, im Alter graubraun
Früchte: Zapfen haben eine Länge von 10 bis 15 cm und eine Breite von 3 bis 4 cm und werden nach der Reife als Ganzes abgeworfen.

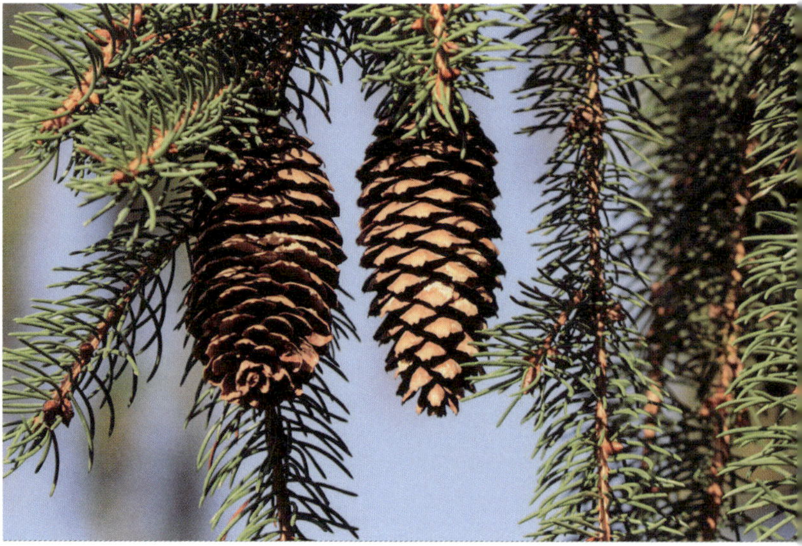

Auch mir fällt es bis heute nicht immer leicht, Fichten und Tannen auf den ersten Blick zu unterscheiden. Am besten gelingt es dir anhand der Nadeln und Zapfen. Die Fichtenzapfen hängen herab, während die Zapfen der Weißtanne aufrecht nach oben wachsen. Wenn du einen Tannenzapfen vom Waldboden aufhebst, wird dir auffallen, dass immer einzelne Schuppen fehlen, da diese ständig abfallen. Vollständige Zapfen am Boden weisen auf Fichten hin. Ein weiteres Unterscheidungsmerkmal sind die unterschiedlichen Nadeln: Fichtennadeln fühlen sich sehr spitz an (sie piksen), Tannennadeln dagegen fühlen sich deutlich weicher an. Tannen und Fichten sind winterhart, immergrün und erreichen in einigen Waldgebieten bis zu 60 Meter Höhe. Beide zeichnen sich durch schnelles Wachstum aus, wobei die Tanne mit bis zu 600 Jahren doppelt so alt wie eine Fichte werden kann.

Aufgrund des schnellen Wachstums und dem meist sehr geraden Wuchs werden Fichten schon seit Jahrtausenden als Bau- und Tischlerholz für Balken, Masten, Fenster, Türen und Möbel sowie zur Herstellung von Dachstühlen verwendet.

Die Fichte als Heilpflanze

Fichte, Tanne und Kiefer haben eines gemeinsam: Wie schon der Naturheilkunde-Pionier Alfred Vogel sagte: »Tannenbäume husten nicht.« Dahinter steht die Erkenntnis über die lindernde Wirkung eines Tees oder Sirups bei Husten und Heiserkeit, der aus den jungen Trieben von Nadelbäumen gewonnen wird. Fichtennadelöl ist Bestandteil des bekannten und belebenden Einreibemittels Franzbranntwein, der die durchblutungsfördernde Wirkung der Fichten-Bestandteile nutzt. Wohltuend ist auch ein Bad in einem duftenden Nadelbaumextrakt und wurde bereits im 19. Jahrhundert zur Behandlung von chronischer Bronchitis angewendet. Ein heißer Aufguss aus den frischen Trieben von Fichte oder Tanne ist ein altes Naturheilmittel und hilft bei stark beanspruchten Stimmbändern.

Schon gewusst?

Die sauerstoffreiche, aromatische Luft des Waldes tut uns vor allem tagsüber gut, allerdings sinkt der Sauerstoffgehalt im Wald kontinuierlich bis kurz nach Sonnenaufgang und ist dann meist nicht höher als auf den benachbarten Feldwegen oder in der näheren Umgebung des Waldes. Das liegt daran, dass die Bäume und Pflanzen nach Sonnenuntergang Sauerstoff verbrauchen und ohne Licht keinen neuen produzieren können.

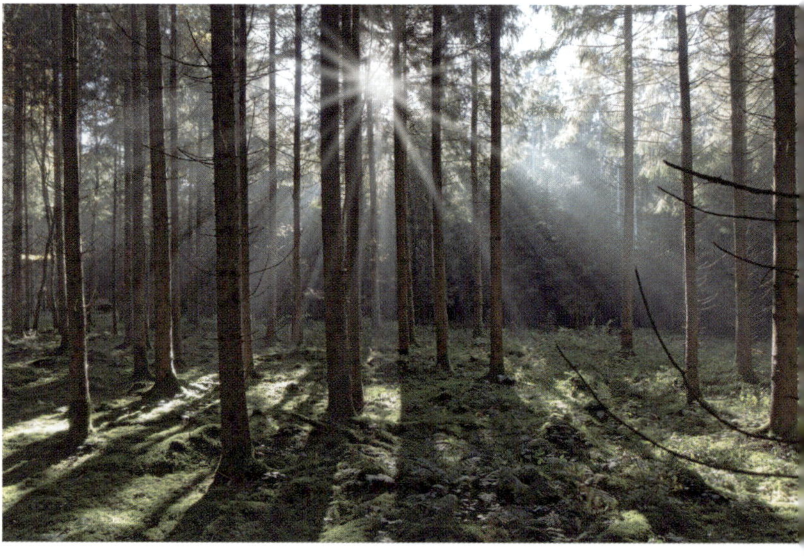

Die Hainbuche

Wichtiges auf einen Blick:
Lebensalter: bis 150 Jahre, teilweise älter
Höhe: bis 25 m
Typische Lebensräume: Tiefland, Auwälder, Hügelland, bevorzugt feuchten, tiefen Boden
Waldanteil in Deutschland: ca. 1,2 %
Blütezeit: April bis Mai
Blätter: 5 bis 10 cm lang und bis 6 cm breit, dunkelgrün mit hellerer Unterseite, im Herbst helles Gelb
Rinde: meist glatt und grau, bei jungen Bäumen olivgrau, manchmal leicht gewellt bzw. etwas borkig
Früchte: ab September, 6 bis 15 mm lange Nussfrüchte, die sich an 3-lappigen Tragblättern befinden

Nein – die Hainbuche, auch Hagebuche genannt, ist nicht mit der Buche, sondern tatsächlich mit der Birke verwandt. Auffälliges Erkennungsmerkmal sind ihre oft verdreht wirkenden, wulstigen Stämme und ihre faltigen Blätter.

Die knorrig anmutenden Hainbuchen sind die härteste einheimische Holzart, es wird deshalb gerne für Parkettböden, Werkzeugstiele und im Klavierbau eingesetzt.

Hainbuchen findest du vor allem in Südskandinavien, Mitteleuropa und Weißrussland, aber auch in Frankreich bis hin zu den Pyrenäen und im Süden bis hinunter nach Süditalien. Im letzten Jahrhundert war die Hainbuche häufiger in unseren Wäldern zu sehen, heute triffst du sie am ehesten in Eichen-Mischwäldern an.

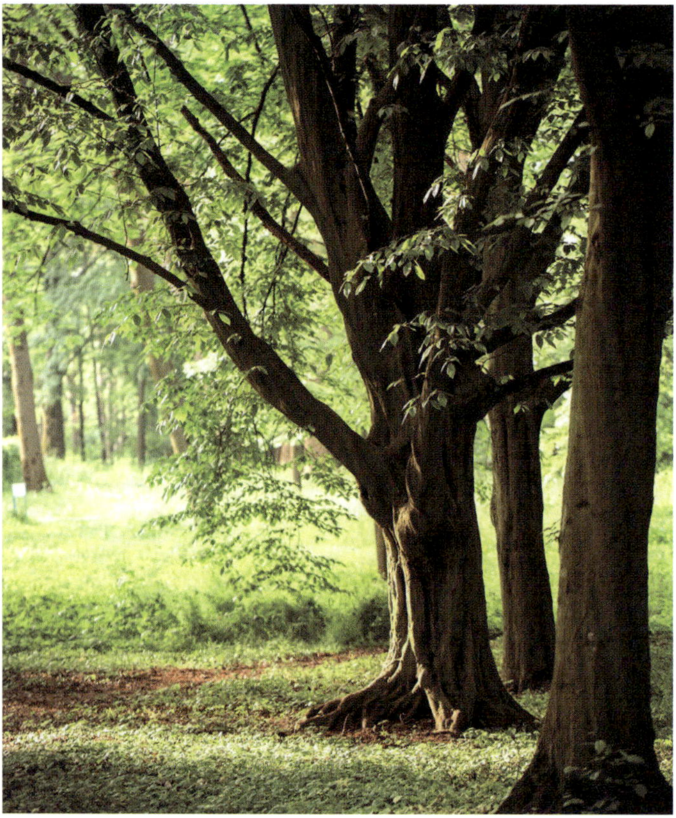

Schon gewusst?

Die Hainbuche wird aufgrund der häufigen Nutzung dieser Bäume als Hecken auch »Hagebuche« genannt. Man nutzte sie lange Zeit zum sogenannten »Ein-Hagen« von Wiesen und Feldern. Hainbuchen sind sehr robuste Pflanzen; man kann sie massiv zurechtschneiden, ohne dass sie Schaden nehmen. Deshalb wurden sie vor allem im 18. Jahrhundert für besonders gerade Heckengestaltung zur Einrahmung von Grundstücken und Parkanlagen benutzt und mit Vorliebe in rechteckige und quadratische Formen zusammengestutzt. In vielen Barockgärten siehst du heute noch Hainbuchen, die zum Teil in Nachbildungen von Lebewesen oder als Laubengänge auf Form geschnitten werden.

Die Hainbuche als Heilpflanze

Die Blüten der Hainbuche werden in der sogenannten Bach-Blütentherapie gegen Erschöpfung und Übermüdung genutzt. Hildegard von Bingen setzte sie in der traditionellen Medizin auch gegen weiße Hautflecken (»Vitiligo«, ein Verlust von Melanozyten) ein, wobei erwärmte Hainbuchenspäne auf die betroffenen Hautstellen gedrückt wurden.

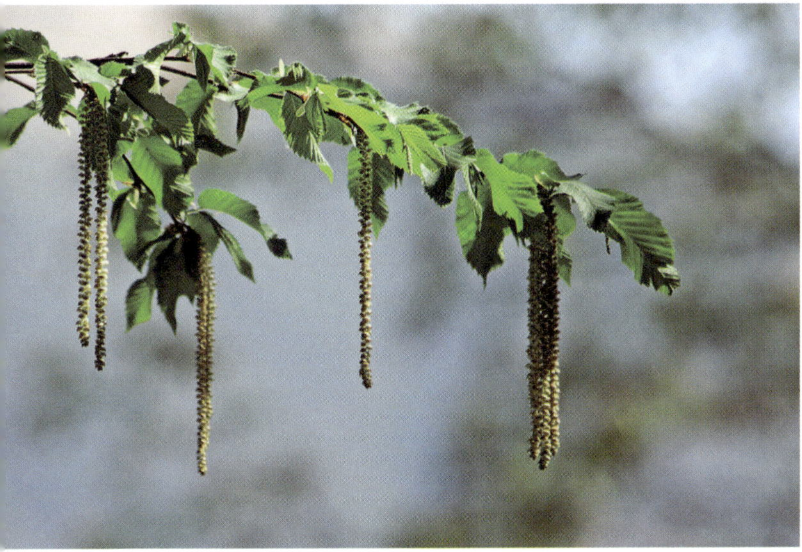

Die Haselnuss

Wichtiges auf einen Blick:
Lebensalter: bis 100 Jahre
Höhe: 2 bis 6 m, teilweise höher
Typische Lebensräume: Waldränder, Hecken, lichte Mischwälder
Waldanteil in Deutschland: nicht erfasst
Blütezeit: sehr früh, bereits ab Ende Januar bis Februar
Blätter: 7 bis 13 cm lang, 6 bis 10 cm breit, runzelige Blattspreite, rundliche bis verkehrt eiförmige Form
Rinde: glatt, im Alter rissige Borke, gelb bis braungrau
Früchte: Die kleinen runden Samen werden als Haselnüsse bezeichnet, ab August und September erfolgt ein beschleunigtes Wachstum der heranreifenden Nuss in einer becherartigen Fruchthülle mit gezackten Rändern, der sogenannten »Cupula«, die später austrocknet und die Nüsse freigibt.

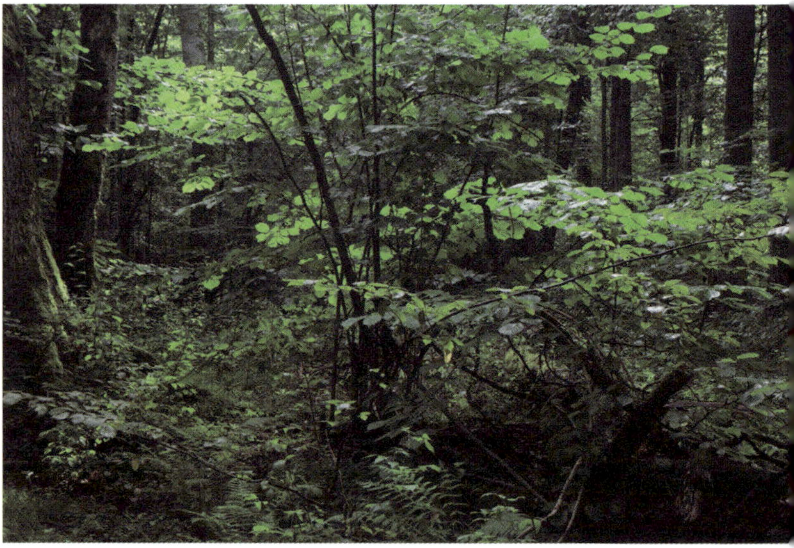

Die Haselnuss hat in zweierlei Hinsicht eine große Bedeutung: Sie ist ein hervorragender Nahrungslieferant für viele Waldbewohner und war schon bei den Menschen in der Steinzeit eine wichtige Sammelnahrung. Ihre Pollen versorgen bereits im Februar die ersten Bienen und im Herbst freuen sich Vögel, Mäuse und Eichhörnchen auf die vitamin- und kalorienreichen Nüsse.

Die Haselnuss, die eigentlich ein Strauch ist, gehört botanisch zu den Birkengewächsen und du erkennst sie an ihrer vielstämmigen, zarten Strauchform und den herzförmig gezackten Blättern. Sie zeichnet sich durch hohe Anpassungsfähigkeit und sehr zähe und biegsame Zweige aus, aus denen früher Bögen und Spazierstöcke gefertigt wurden.

Schon vor rund 8.000 Jahren war der Haselstrauch bei uns heimisch und bedeckte damals einen großen Teil Mitteleuropas. Mit Haselhecken und Büschen schützten sich die Menschen in steinzeitlichen Siedlungen vor wilden Tieren. Durch spätere kleine Klimaveränderungen wurde dann im Laufe der Jahrtausende das Wachstum der Laubbäume begünstigt und Eichen, Ulmen und Linden verdrängten den kleinen Haselstrauch.

Schon gewusst?

Seit Jahrtausenden wurden die leicht biegsamen Äste des Haselnussstrauches auch als Wünschelruten verwendet. Sogenannte Rutengänger suchen mit ihnen nach Wasseradern oder Energiefeldern. Das Holz der Haselnuss ist ein ausgezeichneter Leiter für Energieströme, weshalb die Menschen früher dem Haselstrauch auch eine blitzabweisende Wirkung nachsagten und bei aufsteigenden Gewittern Haselnusszweige ans Fenster steckten.

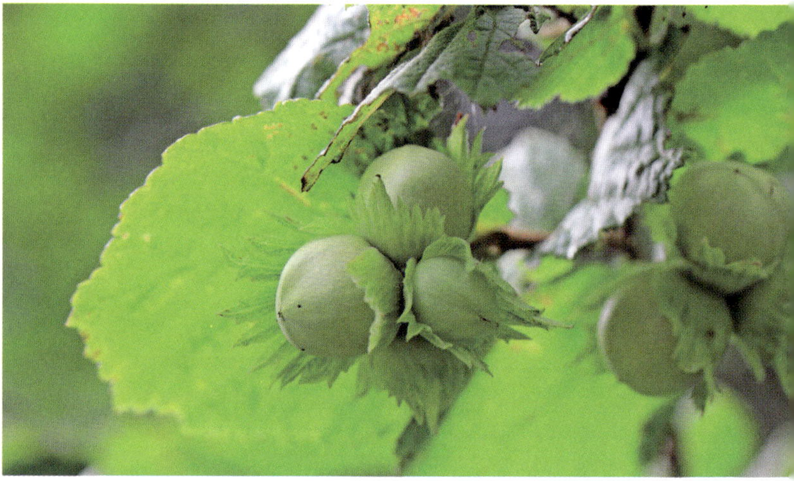

Die Haselnuss als Heilpflanze

Die heilige Hildegard von Bingen bezeichnete den Haselstrauch als ein Symbol für Ausgelassenheit und empfahl die Pflanze auch bei Unfruchtbarkeit zur Stärkung der Manneskraft. Aus der Naturheilkunde sind die Haselkätzchen (Blüten) als fiebersenkendes und schweißtreibendes Mittel bekannt, aus denen man Tee zubereitet. Dieser Tee wird auch zur Stoffwechselanregung, bei Fettleibigkeit und Kreislaufstörungen empfohlen. Bei Hautbeschwerden und schlecht heilenden Wunden wurden aus den Blättern und der Rinde Auflagen hergestellt.

Die Haselnuss als Nahrungsmittel

Aufgrund des hohen Öl- und Eiweißgehaltes gehören Haselnüsse zu den gesündesten Nüssen überhaupt und sind wichtige Lieferanten von Mineralstoffen und Spurenelementen. Die enthaltenen Vitamine E und B unterstützen unsere Konzentrationsfähigkeit, schützen die Gefäße im Körper und regen den Stoffwechsel an.

Die Kiefer

Wichtiges auf einen Blick:
Lebensalter: bis 600 Jahre
Höhe: 15 bis 45 m
Typische Lebensräume: Moore, Sandböden, exponierte Gebirgslagen
Waldanteil in Deutschland: ca. 22,5 %
Blütezeit: Mai und Juni, einhäusig, d. h. männliche und weibliche Blüten an einem Baum
Blätter: Nadeln sitzen zu zweit in kleinen Büscheln, bis 8 cm lang, graugrün bis bläulich grün, kurz zugespitzt
Rinde: anfangs graugelb, später zur Spitze hin fuchsrot mit tiefrissigen, groben Schuppen
Früchte: nur jedes zweite Jahr im Herbst, in Form von Zapfen, in denen auch die Samen reifen

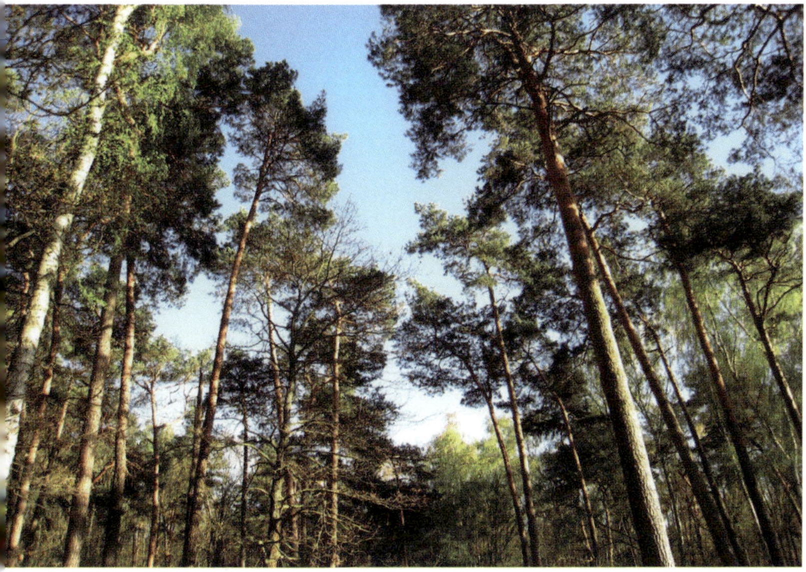

In alten Büchern und Überlieferungen wird die Kiefer auch häufig als Föhre, Dale, Forche oder Kienbaum bezeichnet. Der Name »Kiefer« ist vermutlich auf den Begriff »Kien«, also den kleinen Holzspan zum Feuermachen, zurückzuführen. In Europa und Asien sind rund 90 Arten der Kiefer (Gattung »Pinus«) bekannt, von denen die bekanntesten die Zirbel-, Wald-, Schwarz- und Bergkiefern sind. Kiefern bedeckten früher fast die Hälfte unserer gesamten Waldfläche, da diese Baumart sehr anspruchslos ist und auf den magersten Böden wächst und überlebt. Ihre enorme Widerstandskraft liegt unter der Erde, da sie zu den wenigen Bäumen zählen, die sogenannte Pfahlwurzeln ausbilden. Da sich diese bis zu acht Meter tief in den Boden bohren, stellen sie auch in trockenen Zeiten die Versorgung mit Wasser und Nährstoffen sicher und geben Halt bei rauem Klima.

Erkennen kannst du die immergrüne Kiefer an dem mittelgroßen Wuchs, dem fast astfreien und teilweise gekrümmten Stamm sowie der schirmförmigen und locker gestalteten Krone. Auffällig sind auch die an den Zweigenden in Büschen zusammengefassten langen Nadeln sowie ihre typischen Zapfen und die schuppige Borke des Baumes.

Auch im Alltag sind wir oft von Kiefern umgeben: Dielenböden sowie unzählige Möbel werden aus ihrem Holz hergestellt.

Die Kiefer als Heilpflanze

Die Kiefer ist eine der klassischen Heilpflanzen, da das ätherische Öl aus den Nadeln die Atemwege reinigt, die Durchblutung steigert und gerne bei Rheuma und Schmerzen eingesetzt wird. Wir nutzen sie häufig in Form von Tees, Salben und Inhalationsölen gegen Erkrankung der oberen Atemwege sowie in Form von Duftaromen bei handelsüblichen Erkältungsbädern.

Die Lärche

Wichtiges auf einen Blick:
Lebensalter: bis 600 Jahre
Höhe: 30 bis 50 m
Typische Lebensräume: sonnige Hänge, Gebirgslagen, häufig auch in Wirtschaftswäldern
Waldanteil in Deutschland: ca. 2,3 %
Blütezeit: März bis Mai, männliche Blüten eiförmig, 5 bis 10 mm lang und schwefelgelb, weibliche Blüten etwa 10 bis 20 mm groß und rosa- bis dunkelrot gefärbt
Blätter: Nadeln verfärben sich im Herbst gelb und werden abgeworfen
Rinde: bei Jungbäumen grünlich mit glatter Oberfläche, im Alter graubraun mit tief gefurchter und schuppiger Borke, die bis zu 19 cm dick werden kann

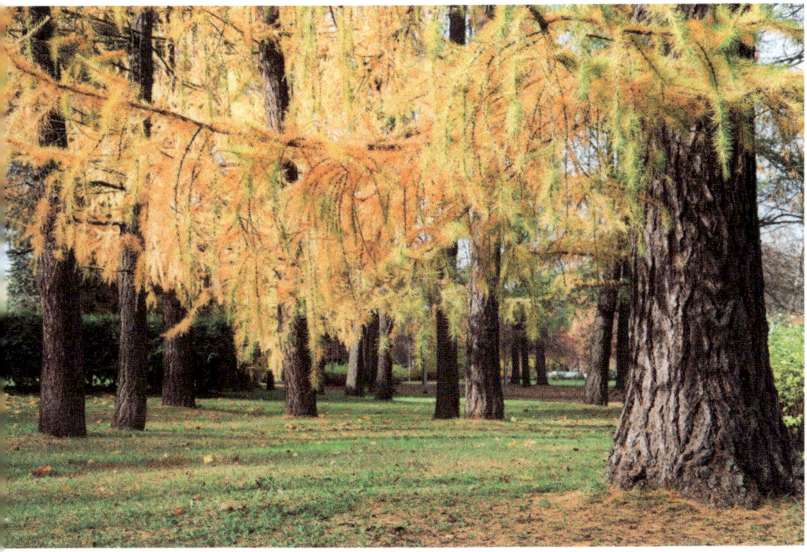

Früchte: eiförmige, hellbraune Zapfen mit einer Länge von etwa 3 bis 4 cm, mit Samen gefüllt

Wenn ein Nadelbaum in deinem neuen Garten im Herbst plötzlich seine Nadeln abwirft, könnte es eine Europäische Lärche sein – die einzige Nadelbaumart, die im Winter ihre Blätter abwirft. Die Lärche gehört zu den farbenprächtigsten Bäumen: Im Frühjahr beeindrucken uns die kräftigen grünen Nadeln, die sich im Herbst in leuchtendes Gelb verwandeln und im Alpenraum deshalb der Inbegriff des »goldenen Herbstes« sind. Die Lärche ist sehr kälteresistent und übersteht Temperaturen von minus 40 Grad Celsius, aber auch hohe sommerliche Hitze kann ihr nichts anhaben.

Ungewöhnlich zäh ist auch ihr Holz, das überall dort eingesetzt wird, wo große witterungsbedingte Belastungen auszuhalten sind. Lärchenholz wurde früher häufig für die Balken der Mühlenflügel und für Schindeln im Hausbau benutzt und wird heute z. B. beim Bau von Geräten für Kinderspielplätze verwendet.

Die Lärche als Heilpflanze

Als Heilpflanze wird vor allem das aromatische Lärchenharz verwendet, das auf natürliche Art aus ihrem Baumstamm austritt. Von diesem Harz wird das »Lärchenterpentin« hergestellt, das entzündungshemmend wirkt und gegen rheumatische Beschwerden, Abszesse und bei Entzündungen der Atemwege eingesetzt wird.

Die Linde

Wichtiges auf einen Blick:
Lebensalter: bis 800 Jahre, einzelne Exemplare über 1.000 Jahre
Höhe: 25 bis 35 m, Stammdurchmesser 1 bis 5 m
Typische Lebensräume: sonnige Hänge, mittlere Gebirgslagen, häufig angepflanzt als Alleebaum und Mittelpunkt von Dorfplätzen
Waldanteil in Deutschland: ca. 0,5 %
Blütezeit: Juni bis August, immer mehrere kleine, blassgelbe Blüten mit vielen feinen Staubblättchen an einem Stängel
Blätter: wechselständig, groß, rundlich bis herzförmig, oberseits weichhaarig und stumpfgrün, unterseits hell- bis graugrün, im Herbst auffällige Gelbfärbung
Rinde: anfangs auffallend glatt und grau, später eher braungrau mit flachen, längs verlaufenden Furchen
Früchte: sogenannte Bucheckern mit harter Schale, innen zwei nussartige Früchte

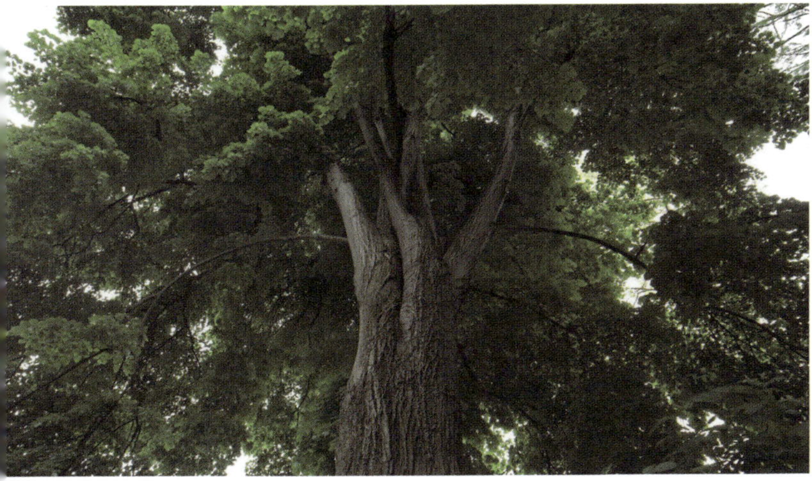

In Deutschland findest du mit der Sommer- und der Winterlinde zwei Arten, die du am besten an den Blättern unterscheiden kannst: Wenn du an der Oberfläche des Blattes feine Härchen ertastest, ist es eine Sommerlinde.

Die prächtige, Schatten spendende Linde ist kulturgeschichtlich sehr bedeutsam und findet sich auch in der Literatur immer wieder. Der Name wurde aus dem nordgermanischen Begriff »linda« für »binden« abgeleitet, da man früher häufig Lindenbast für verschiedene Bindearbeiten nutzte. Das schöne und auffallend helle Holz der Linde wird besonders in der Bildhauerei und Schnitzerei in Deutschland und den Alpenländern geschätzt.

Du erkennst eine Linde vor allem an ihrer dichten runden Krone, dem meist sehr mächtigen dicken Stamm und ihren stark ausgeprägten Wurzeln. Schon im unteren Teil der Linde beginnen ihre Hauptäste, sich bis in die Krone hinein zu verzweigen. Die Gattung »Tilia«, zu der die Linden gehören, ist mit rund 50 Arten in Europa und Kleinasien zu finden; lediglich auf den britischen Inseln wirst du sie nur in Ausnahmefällen antreffen. Wir unterscheiden hauptsächlich Sommer-, Winter- und Silberlinden.

Die Linde als Heilpflanze

Bekannt sind vor allem die Lindenblüten, die bevorzugt als Beimischung in Kräutertees oder auch pur verwendet werden. Sie wirken lindernd bei Entzündungen der oberen Atemwege und sind gut gegen Erkältungen. Traditionell setzt man Lindenblüten auch bei leichten Stresssymptomen als natürliches Heilmittel ein.

Die Tanne

Wichtiges auf einen Blick:
Lebensalter: bis 600 Jahre
Höhe: 30 bis 60 m
Typische Lebensräume: mittlere bis höhere Gebirgslagen
Waldanteil in Deutschland: ca. 1,6 %
Blütezeit: Mai und Juni, geschlechtsbar erst nach 30 bis 40 Jahren, Samenbildung je nach Klima alle 2 bis 6 Jahre
Blätter: flache und leicht biegsame Nadeln, oft auf der Unterseite zwei helle Stomabänder
Rinde: anfangs glatt und braun, später weißlich grau
Früchte: längliche Zapfen, anfangs grünlich und später rostbraun, ca. 5 cm breit und bis zu 15 cm lang

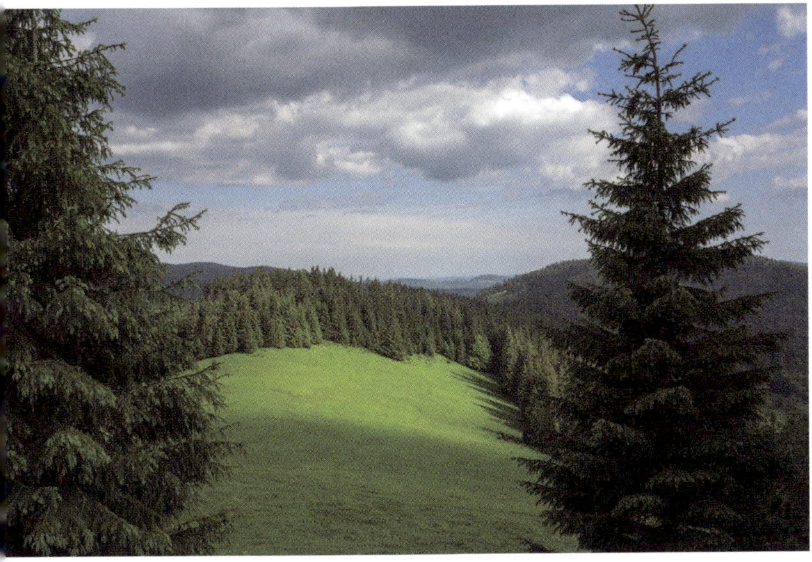

Kaum ein Baum wird so oft mit anderen verwechselt wie die Tanne. Und auch der Name der Tanne ist für viele missverständlich. Im volksmündlichen Gebrauch bezeichnete man den Wald früher als »den Tann« und übernahm daraus häufig die Bezeichnung »Tannen« für alle unterschiedlichen Nadelbäume. Fachlich unterscheidet man jedoch Tannen, Kiefern, Lärchen und Fichten deutlich, es gibt über 40 verschiedene Tannenarten.

Bei früheren Waldspaziergängen brachte ich oft »Tannenzapfen« mit nach Hause, obwohl sie meistens von der Fichte stammten. Mehr zu der Unterscheidung zwischen Tanne und Fichte erfährst du in meiner Beschreibung über die Fichte (siehe Seite 156).

Tannen sind für einen naturnahen Waldbau von großer Bedeutung, da sie sehr lange im Schatten anderer Bäume wachsen können. Ihre Heimat hat die Tanne in den Gebirgen Süd- und Mitteleuropas, wo du sie in Höhenlagen von bis in 1.000 Metern antriffst. Wir kennen sie vor allem aus stabilen Mischwäldern und Mittelgebirgen. Die immergrüne Tanne hat eine fast kegelförmige, hochgewachsene Gestalt und einen sehr geraden, kräftigen und silbergrau schimmernden Stamm. Die fast waagerecht abstehenden Äste reichen bis knapp zum Boden und ihre Wurzeln reichen tief ins Erdreich.

Schon gewusst?

»Oh Tannenbaum« – das traditionelle Winterlied besingt sicherlich das bekannteste Synonym für den traditionellen Weihnachtsbaum, wobei dafür mittlerweile auch häufig Fichten und andere Nadelbäume genutzt werden. Im Jahr 2021 wurden laut »Statista« in Deutschland fast 30 Millionen Bäume verkauft, 90 % davon kamen aus Deutschland, der Rest aus angrenzenden Ländern wie Dänemark. Große Lücken dadurch wirst du im Wald vermutlich nicht entdecken, die meisten davon stammen aus eingezäunten Plantagen. Bekannt ist die Tanne aufgrund der immergrünen Farbe auch als Symbol für Lebenskraft, Unsterblichkeit und die Wiedergeburt des Lichtes.

Die Tanne als Heilpflanze

Heilend wirkt die Tanne vor allem bei Erkältungserkrankungen: So hat man früher Tannennadeln über Nacht ins Zimmer gelegt, um die Raumluft zu verbessern und das Atmen bei Erkältungsbeschwerden zu erleichtern. Schon Hildegard von Bingen (12. Jh.) lobte die Tanne wegen ihrer stärkenden, wärmenden und schützenden Wirkung und ihres Nutzens bei der Wundheilung. Der bekannte Pfarrer Kneipp (19. Jh.) empfahl bei Lungenleiden und Bronchitis anstelle der Tannentriebe auch die noch grünen Tannenzapfen als Arznei.

Das »Elsässer Terpentin« wurde direkt aus dem duftenden

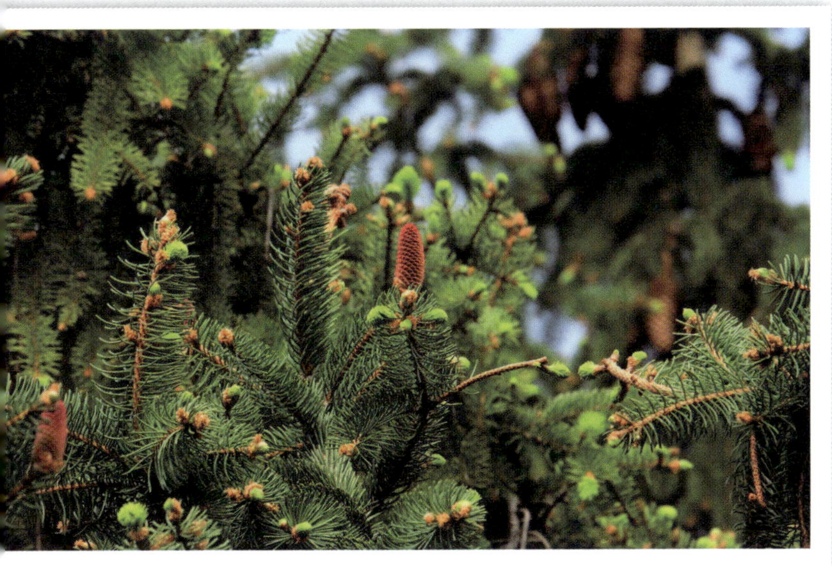

Tannenharz gewonnen und bei vielerlei Erkrankungen eingesetzt. Dieses Harz wirkt zudem durchblutungsfördernd und ist deshalb auch heute noch Bestandteil einiger Rheumasalben. Für den Hausgebrauch eignet sich vor allem ein Tee aus Tannentrieben zur Inhalation oder eine Handvoll Nadeln als wärmendes und nervenstärkendes Winterbad, besonders wohltuend nach einem anstrengenden Arbeitstag.

Zwar keine Medizin, aber trotzdem ein gesundes Gebräu haben unsere Vorfahren im Mittelalter hergestellt: Aus den Tannenzweigen wurde ein Vitamin-C-reiches Tannenbier gebraut.

Schon gewusst?

Wenn du an heißen Sommertagen in den Wald gehst, erlebst du die Waldluft als besonders kühl und erfrischend. Das liegt daran, dass die Bäume über die Wurzeln Wasser aus dem Boden ziehen, dieses über den Stamm bis in die Blätter und Nadeln transportieren und dort im Prozess der sogenannten Photosynthese zu Traubenzucker und Sauerstoff verwandeln. Dabei schwitzen die Bäume über die Spaltöffnungen der Blätter und Nadeln große Mengen Wasserdampf aus. Eine Eiche saugt jährlich etwa 40.000 Liter Wasser aus dem Boden und verdampft es über die Blätter. Diese Verdunstungskälte kühlt dann wiederum den Wald und verringert wie eine erfrischende Brise die Temperatur im Wald.

Raum der Heilung – 2. Teil

Wald tut gut – eine kleine Einführung in die »Positive Psychologie« und »Resilienz«

Im ersten Teil des »Raums der Heilung« habe ich dir einiges über Atmen, Waldbaden und Achtsamkeit erzählt. Für mich geht die heilsame Wirkung des Waldes aber noch deutlich weiter. Seit einigen Jahren wird in allen Bereichen viel über »Positive Psychologie« und »Resilienz« gesprochen. Beides ist eng mit der Frage eines achtsamen Lebens verbunden und ich bin überzeugt davon, dass der Wald viel zur Stärkung deiner Resilienz beitragen kann. Zunächst möchte ich dir gerne kurz die Unterschiede erklären:

Achtsamkeit ist das bewusste bzw. bewusstere Wahrnehmen von allem, was im Augenblick geschieht (mehr dazu auch in Teil 1 dieses Kapitels ab Seite 93).

Positive Psychologie beschäftigt sich mit der Frage, was dein Leben lebenswert macht. Dieser Teilbereich der Psychologie, der im Wesentlichen von Martin Seligman (American Psychological Association) gegründet wurde, erforscht, was Menschen aufblühen und ein positives Leben führen lässt. Mir gefällt bei diesem Ansatz vor allem die berechtigte Grundannahme, dass Menschen ihrem Leben Sinn geben und ein erfülltes Leben führen möchten. Der positive Gedanke dahinter ist, dass wir alle daran interessiert sind, unsere guten Seiten zu entwickeln und auf diese Weise uns selbst, aber auch die menschliche Gemeinschaft als Ganzes voranzubringen. Um das eigene Wohlbefinden zu fördern und die persönlichen Ressourcen zu erweitern, müssen wir zuerst unsere Stärken erkennen und einsetzen. Ziel ist es, positive Gefühle zu erleben und diese für ein selbstverantwortliches Leben mit beruflichem Erfolg und privatem Glück zu nutzen. Übrigens hat die Positive Psychologie nicht nur Auswirkungen auf Menschen, sondern durch sie können auch in Unternehmen Innovation und Kreativität gefördert sowie neue Handlungs- und Entwicklungsräume eröffnet werden. Positive Psychologie richtet sich ausdrücklich nicht nur an Patienten mit psychischen Problemen, sondern an alle Menschen.

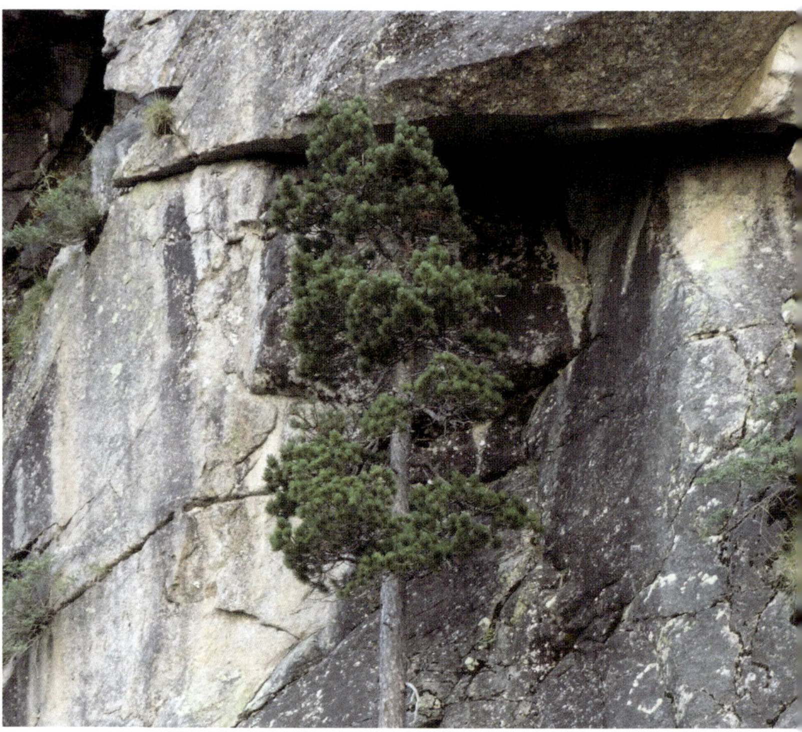

Resilienz ist das Immunsystem unserer Seele, das uns in Krisenzeiten und bei besonderen Belastungen trägt und schützt. Der Grundstein für Resilienz wird bereits in der Kindheit gelegt, ist aber auch im Erwachsenenalter noch entwicklungsfähig. Resilienz im Sinne von Psychologie ist die Fähigkeit, mit unserer psychischen Widerstandsfähigkeit Verluste, Krisen oder Rückschläge zu bewältigen und sie als Anlass zur eigenen Entwicklung zu nutzen. Deine Resilienz weiterzuentwickeln, hilft dir, Lebenskrisen ohne langfristige Beeinträchtigungen zu meistern und nach einem Rückschlag wieder aufzustehen, anstatt in Selbstmitleid zu versinken.

Um die eigene Resilienz zu stärken und zu wissen, welche Faktoren dafür wichtig sind, wurde das Konzept der sogenannten »Sieben Säulen der Resilienz« entwickelt. Diese sieben Säulen der Resilienz sind Optimismus, Akzeptanz, lösungsorientierte Handlungsbereitschaft, Verantwortungsbereitschaft, ein persönliches Netzwerk, eine positive Zukunftsplanung und Selbstreflexion.

Schon gewusst?

Waldbaden funktioniert grundsätzlich auch im Winter. Natürlich ist der Wald im Frühling, Sommer und Herbst aufgrund seiner leuchtenden Farben und dem Gesang der Vögel besonders anregend. Aber auch im Winter gibt es im Wald viel zu entdecken – und die wichtigen, gesunden Terpene (spezielle Duftstoffe von Waldpflanzen) befinden sich weiterhin in der Luft, die du atmest. Nicht zu vergessen: Der Spaziergang im Wald und die Nähe zur Natur sind zu jeder Jahreszeit gut für Körper und Psyche.

So stark wie ein Baum – der Wald zur Stärkung deiner Resilienz

»Sei nicht wie das welke Blatt am Baum,
das der leiseste Windhauch mit sich fortträgt
und es irgendwo ziellos fallen lässt.
Sei du selbst der Baum, dessen Wurzeln tief und fest
im Leben verankert sind und der somit den Stürmen
des Lebens trotzt.«

Peter Pratsch

Mein erster »Resilienz-Coach« war Erich, ein über 70 Jahre alter Förster im Ruhestand, den ich vor etwa 12 Jahren bei einer geführten Nachtwanderung im Kellerwald kennenlernen durfte. Auch wenn uns beiden damals der Begriff »Resilienz« nichts sagte und dabei auch keine Rolle spielte, so bin ich ihm bis heute dankbar für die Erkenntnisse, die er mir auf einer späteren Wanderung vermittelt hat. Auf unserem Weg kamen wir an mehreren sehr hohen Bäumen vorbei, die der Sturm mitsamt den Wurzeln umgerissen hatte, als wären es Streichhölzer. Ich war verwundert, wieso derart große Bäume umfallen können, obwohl die Wurzeln am Stammende teilweise einen Gesamtkreis mit einem Durchmesser von über 2 Metern bildeten. In diesem Zusammenhang sprachen wir auch lange darüber, warum manche Menschen im Leben einem Sturm besser standhalten als andere, die schon bei kleinen Belastungen zusammenbrechen.

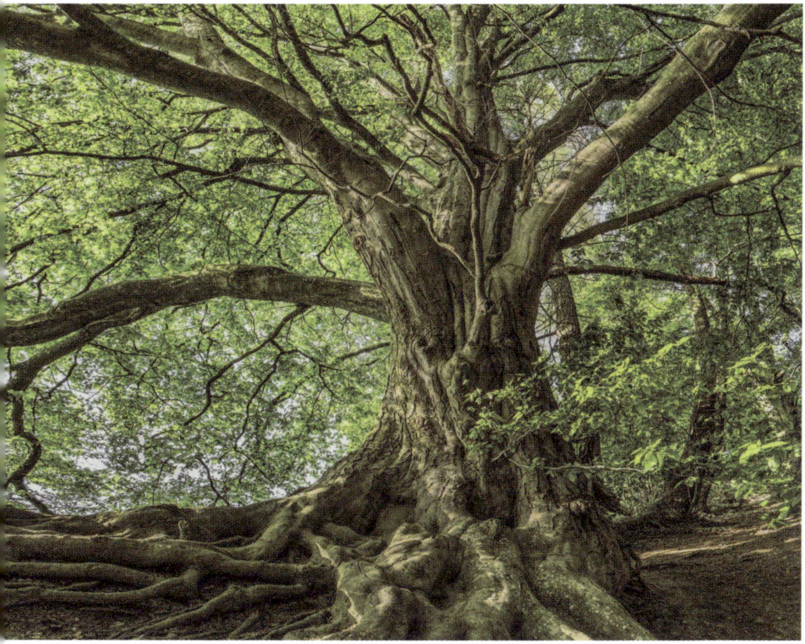

Erich erklärte mir dann auf seine ruhige und bedächtige Art seine Ansicht darüber, was einen Menschen stark macht und für seine Persönlichkeit wichtig ist. Dazu benutzte er auf sehr eindringliche Art das Bild eines Baumes in unserer Nähe. Sinngemäß sagte er Folgendes:

»Menschen sind wie Bäume. Ein Baum braucht starke Wurzeln, damit seine Äste nach den Sternen greifen können. Um im Leben zu bestehen, musst du ebenfalls tiefe Wurzeln entwickeln: die Wurzel deines Körpers, deines Alltags, deines Wohlfühlens, deines Glaubens, deiner Beziehung zu Familie und Freunden sowie die Wurzel deiner persönlichen Ideale. Und daraus bildest du dann letztendlich den Stamm, der alles verbindet und deinen Ästen die Kraft gibt, nach oben zu wachsen. Die Äste,

die sich daraus entwickeln, sind unter anderem deine innere Ruhe und Gelassenheit, dein Glück, deine Kraft und deine Motivation, etwas aus deinem Leben zu machen. Und wenn du als Baum gewachsen bist, können deine Kinder unter dir spielen, Freunde finden, Schatten und Halt, und über dir gibt es nur noch den Himmel, dem du in Ruhe entgegenwächst.«

Dieses Gespräch, das ich hier nur in Kurzform wiedergeben kann, verlief über mehrere Stunden und ich erinnere mich bis heute daran als eine der wertvollsten Begegnungen in meinem Leben. Dazu passt auch das Zitat von Frédéric Mistral: *»Die Bäume mit tiefen Wurzeln sind die, die hoch wachsen.«*

Schon gewusst?

Ohne die Buche würdest du dieses Buch heute vielleicht nicht in den Händen halten: Die Grundlage für die Erfindung des Buchdrucks mit beweglichen Lettern durch Johannes Gutenberg im Jahre 1450 wäre ohne das Material Holz wohl nicht möglich gewesen.

Bereits vor Johannes Gutenberg war der Holzdruck weitverbreitet, bei dem für jede Seite aufwendig eine eigene Druckplatte in Form eines Holzschnittes hergestellt wurde. Auch bei der Entwicklung des beweglichen Druckes schnitzte man die Buchstaben und Satzzeichen anfänglich noch aus Buchenholz und fügte diese dann zu Texten zusammen.

Übungen im Wald zur Achtsamkeit und Förderung deiner Resilienz

Die folgenden Übungen helfen dir bei der Weiterentwicklung deiner Achtsamkeit und stärken deine Resilienz – vor allem aber wünsche ich dir dadurch mehr Ruhe, Gelassenheit und Wohlbefinden in deinem Leben.

Zuvor noch ein persönlicher Rat: Achtsamkeits- und Meditationsübungen wirken deutlich besser, wenn du sie regelmäßig durchführst. Aus eigener Erfahrung weiß ich, wie schnell man wieder in den gewohnten Alltagstrott zurückfällt und die Übungen vernachlässigt, obwohl man weiß, dass sie guttun. Vielleicht hilft es dir, gemeinsam mit einer guten Freundin oder einem Partner regelmäßig Achtsamkeit zu üben. Und geh möglichst ohne übergroße Erwartungen an diese Übungen heran. Sei nicht enttäuscht, wenn sie am Anfang noch nicht perfekt funktionieren. Stell sie dir einfach wie eine Waldwanderung vor, bei der du zur Zielerreichung eine längere Wegstrecke überwinden musst. Achtsamkeit oder Resilienz erreicht man nicht allein durch das Lesen von Büchern oder das Besuchen von Seminaren, sondern nur durch ein kontinuierliches Weiterüben und Integrieren in dein tägliches Leben.

Zum Einstieg möchte ich dir gerne fünf kleine Meditationsübungen zur Erweiterung deiner Achtsamkeit vorstellen. Diese Übungen kannst du nacheinander durchführen oder an einem Tag einfach nur eine davon auswählen. Such dir dafür deinen Lieblingsplatz im Wald und setz dich entspannt auf einen Baumstumpf, eine Bank oder direkt auf den Waldboden.

Den Atem wahrnehmen: Konzentriere dich für einige Minuten nur auf das Einatmen und Ausatmen. Du musst dabei keine besondere Atemtechnik anwenden, aber deine gesamte Aufmerksamkeit auf das Gefühl des Atmens konzentrieren. Wenn dabei andere Gedanken in dir hochkommen, solltest du dich nicht damit beschäftigen, sondern versuchen, sie behutsam beiseitezuschieben und dich wieder ausschließlich auf deine Atmung zu konzentrieren.

Den Körper wahrnehmen: Schließe deine Augen und nimm einfach nur deine Körperempfindungen wahr. Was fühlt dein Körper, wie nimmst du deinen Körper oder Teile davon wahr?

Die Gedanken wahrnehmen: Atme einige Male tief ein und aus und lass dann deine Gedanken an dir vorbeiziehen. Auch wenn es dir anfangs schwerfällt, ist es wichtig, eine gewisse Distanz zwischen dich und deine Gedanken zu bringen. Das heißt, versuche nicht, an deinen Gedanken festzuhalten oder sie zu beurteilen, sondern lass sie einfach nur in dir aufkommen, ohne sie zu bewerten.

Deine Umgebungsgeräusche wahrnehmen: Schließe deine Augen und konzentriere dich nur auf das Hören. Nimm die Geräusche wahr und fühle, wie sich diese auf dich auswirken. Welche Erinnerungen, welche Gefühle rufen sie in dir hervor? Wenn keine Geräusche vorhanden sind, lausche in die Stille.

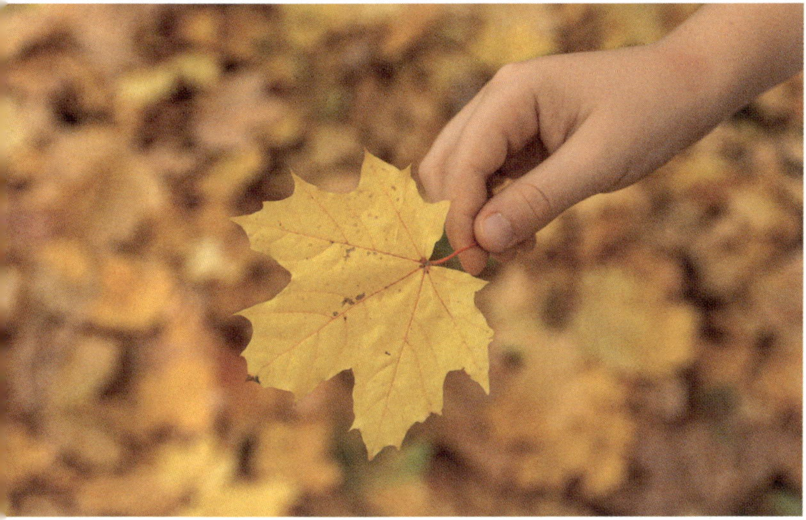

Deine Gefühle wahrnehmen: Auch hierbei solltest du die Augen schließen und dich entspannt hinsetzen oder an einen Baum lehnen. Nimm einfach nur die Gefühle wahr, die in den nächsten Minuten in dir aufkommen. Begegne deinen Gefühlen wie Geborgenheit, Zufriedenheit, Unruhe, Entspanntheit oder innerem Druck mit Neugier und akzeptiere sie für diesen Moment, ohne darüber zu urteilen.

Übung: Dich mit deinem Körper verbinden – der kleine Body-Scan für zwischendurch

Von Freunden und Seminarteilnehmern höre ich häufig, dass sie sich nicht mehr richtig mit ihrem Körper verbunden fühlen. Im Kapitel »Raum der Heilung – 1. Teil« habe ich dir den großen Body-Scan vorgestellt, aber es gibt auch eine kleine Version davon. Ich nutze diesen »Mini-Body-Scan« gern im Alltag, bei Wartezeiten an der Bushaltestelle oder beim Arzt und bei kürzeren Waldaufenthalten: Auch mir geht es im stressigen Berufsalltag manchmal so, dass ich meinen Körper nicht mehr bewusst wahrnehme und ihn damit zwangsläufig vernachlässige. Die nachstehende Übung, mit der du wieder eine bessere Verbindung zu deinem Körper herstellen kannst, lässt sich nicht nur gut im Wald oder in einer Arbeitspause praktizieren, sondern kann auch zu Hause als kleine Schlafmeditation durchgeführt werden:

- ➜ Lege dich auf den Waldboden bzw. auf eine Decke oder setze dich entspannt an einen Baum. Nun atmest du 5-mal langsam und tief ein und wieder aus. Konzentriere dich dabei auf den Atem, auf das Hineinströmen der Luft in deinen Körper und das Loslassen beim Ausatmen.
- ➜ Während du nun wieder 5-mal langsam ein- und ausatmest, konzentrierst du dich auf die Empfindungen in deinen Füßen.

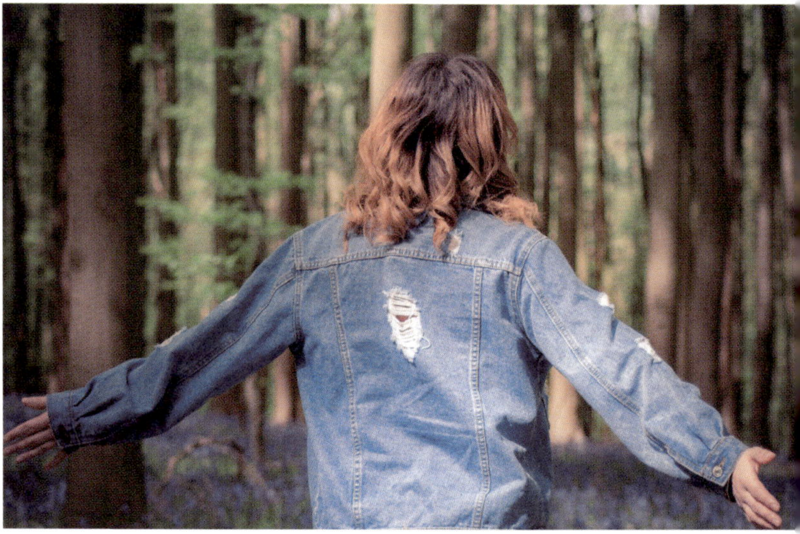

- Diesen Atemzyklus von jeweils 5-mal ein- und ausatmen benutzt du nun, um deine Aufmerksamkeit Stück für Stück nach oben zu lenken: Von den Füßen hin auf die Empfindungen in deinen Oberschenkeln, deiner Hüfte und deines Beckens, deines Unterbauchs, des Brustbereiches, deiner Hände, Arme, Schultern, Nacken und deines Kopfes. Fühle dabei jeweils einen Atemzug lang die jeweilige Körperregion. Wenn dabei andere Gedanken in dir hochkommen, bewerte diese nicht, sondern schiebe sie sanft beiseite und setze die Reise durch deinen Körper fort.
- Zum Ende dieser Übung atme ca. 20-mal tief ein und aus und fühle einfach deinen Körper als Ganzes. Wenn möglich, verbinde dieses Gefühl mit Zuneigung und Wertschätzung für deinen Körper.

Wie hast du diese Übung empfunden, wie war/ist die Beziehung zu deinem Körper? Empfindest du Fürsorge oder Zuneigung für ihn?

Übung: Negative Gefühle akzeptieren und bewältigen

»Mitunter hat man das unangenehme Gefühl, im Nichts zu stehen, und unser Leben wird dann zwangsläufig zum negativen Produkt unserer Gedanken.«

Auch ich hätte am liebsten nur positive Gefühle wie Begeisterung, Glück, Zufriedenheit, Freude und Ausgelassenheit. Aber negative Gefühle wie Verärgerung, Ängstlichkeit oder Niedergeschlagenheit gehören ebenfalls zu unserem Leben. Achtsamkeitsübungen sorgen nachweislich für positive Veränderungen im Gehirn und werden in vielen Kliniken therapieergänzend gegen Depressionen und Burn-out eingesetzt. Gefühle und

Gefühlsschwankungen sind völlig normal, wobei es Menschen gibt, die besonders starke Gefühle empfinden. Um dein negatives Gefühl zu verstehen und möglichst zu bewältigen, solltest du es dir zuerst bewusst machen:

- ➜ Versuche als Erstes, deine emotionale Reaktion mit dem Körper wahrzunehmen. In welcher Körperregion empfindest du das negative Gefühl, wie nimmst du es körperlich wahr? Empfindest du Druck auf der Brust, hast du das Gefühl, nicht richtig atmen zu können, fühlst du dich matt, hast du ein flaues Gefühl im Bauch? Nimm deine körperliche Reaktion wahr, ohne sie zu bewerten.
- ➜ Mach dir bewusst, dass dein ängstliches Gefühl oder deine innere Verärgerung völlig okay ist. Zeige Mitgefühl mit dir selbst, so wie ein Freund oder eine Freundin, die direkt neben dir steht. Tritt innerlich einen Schritt zur Seite und überlege, was du zu ihm sagen würdest, um ihm seine Angst oder seinen Ärger zu nehmen. Schließe jetzt deine Augen und sage diese Worte zu dir selbst.
- ➜ Auch wenn es dir schwerfällt oder in diesem Moment abwegig erscheint, löse dich innerlich von der Ich-Perspektive. Sei einfach neugierig und schau dir dein Gefühl mit einer gewissen Distanz an. Wie groß, wie stark ist dieses Gefühl, verändert es sich, während du ruhig weiteratmest? Wenn du in deinem negativen Gefühl eine gewisse Form und Struktur erkennst, hilft dir das bei einer gesünderen Herangehensweise.
- ➜ Gib dir die Zeit, negative Gefühle zu verarbeiten. Akzeptiere diese Gefühlslage für den Augenblick und nimm sie nicht als Eindringling wahr, sondern sage dir selbst: »Es ist okay, dass ich dieses Gefühl gerade habe, es gibt Gründe, warum es da ist.«

→ Der schwierigste Teil ist jetzt die Entwicklung von Offenheit, um eine andere Perspektive beim Blick auf dein Gefühl zu bekommen. Du hast zuvor deinem negativen Gefühl den Raum gegeben, einfach da zu sein. Stell dir nun vor, du wärst eine Art innerer Beobachter – neugierig, aber neutral. Beobachte deine Angst, deine Sorge oder deinen Ärger. Bewerte dein Gefühl nicht mehr aus der reinen Ich-Perspektive, sondern als Gefühlsbeobachter. Anstatt »Ich bin gestresst« stelle fest: »Meine Nackenmuskulatur fühlt sich sehr verkrampft an und mein Bauch tut weh. Das ist leider Stress.« Oder anstatt »Ich bin traurig« – »Gerade jetzt fühle ich in meinem Körper und in meinem Herzen Traurigkeit.« Durch diesen neutraleren Blick auf dein Problem gewinnst du die notwendige Flexibilität, die dir ggf. hilft, Veränderungen vorzunehmen.

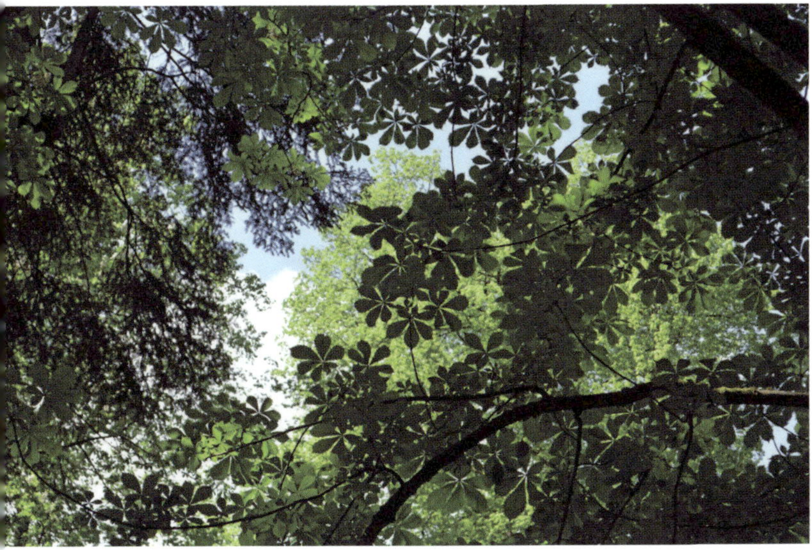

Übung: Deine inneren Werte erkennen

»Imstande zu sein, nach seinen inneren Werten zu leben und sich dabei wohlzufühlen, das ist wahrer Wohlstand.« (Manfred P. Zinkgraff)

Stell dir vor, du bist im Wald, weißt aber nicht, in welche Richtung du gehen solltest. Dann wird es dir nicht möglich sein, dich zu orientieren. Ähnlich ist es in deinem Leben. Wenn du deine Werte, also das, was dir wirklich wichtig ist und am Herzen liegt, nicht kennst, weißt du auch nicht, welche Richtung du einschlagen sollst. Deine Werte sind die Wegweiser für dein Leben und die Klarheit darüber gehört zur Achtsamkeit und ist entscheidend für deinen Weg zum Glücklichsein. Es ist völlig selbstverständlich, dass deine Werte sich im Laufe deines Lebens ändern können, und jede neue Erfahrung trägt zu Veränderungen bei. Die ruhige und entspannte Atmosphäre des Waldes ist ein idealer Raum, um dich mit den Werten zu beschäftigen, die für dich relevant sind. Hilfreich ist bei dieser Übung, wenn du ein kleines Wald-Notizbuch mit dir führst, in das du spontan deine Gedanken eintragen kannst.

➜ Setz dich entspannt auf einen passenden Platz im Wald oder geh langsam spazieren. Dabei versuchst du, spontan aus deinem Gefühl heraus 5 bis 10 Begriffe zu finden, die für Werte stehen, die dir wichtig sind. Hinterfrage diese Werte nicht, sondern notiere einfach nur das, was dir einfällt. Wenn dir zu wenige einfallen, versuche, dich zu erinnern: Was hat dich besonders glücklich oder zufrieden gemacht, wovon hast du einmal geträumt, was hast du dir (und anderen) für dein Leben gewünscht?

➜ Beispiele für deine Werte könnten sein: Abenteuerlust, Dankbarkeit, Erfolg, Freundschaft, Freiheit, Frieden, Geld,

Gerechtigkeit, Glück, Güte, Liebe, Macht, Neugier, Perfektion, Respekt, Romantik, Schönheit, Selbständigkeit, Vergnügen, Vertrauen, Wahrheit usw.

➜ Wenn du deine kleine Liste zusammengestellt hast, solltest du sie hinterfragen. Warum ist dir gerade dieser Wert so wichtig, was ist der Beweggrund dahinter? Gibt es eine Verbindung zwischen deinen Werten?

In meinen Workshops nennen die Teilnehmer häufig materielle Werte. Wenn sie diese Werte dann allerdings hinterfragen, kommen sie oftmals zu der Erkenntnis, dass hinter dem materiellen Wert ganz andere Werte verborgen sind. Bei diesem Hinterfragen hilft die »Warum-Wozu-Technik«, die Kinder übrigens hervorragend beherrschen (»Geh ins Bett.« – Warum? – »Damit du morgen ausgeschlafen bist.« – Wozu?).

Gehen wir einmal davon aus, dass Geld bzw. finanzielle Freiheit für dich ein wichtiger Wert ist, den du erreichen möchtest.

Warum?
Weil du reisen und frei sein möchtest.

Wozu?
Weil du interessante Menschen kennenlernen willst und dafür Zeit brauchst.

Warum?
Weil du neugierig bist und gerne mehr über das Leben und die Kultur anderer Menschen erfahren möchtest. Du willst anderen helfen und dich dabei nicht nur in deinem aktuellen sozialen Umfeld bewegen ...

An diesem Beispiel siehst du, dass das fortgesetzte Hinterfragen zu der Erkenntnis führt, dass in diesem Fall nicht »Geld« der eigentliche Wert ist, sondern der offene Kontakt mit anderen Menschen und Kulturen. Und damit wird die Frage aufgeworfen, ob wirklich viel Geld notwendig ist, um diesen Wert zu leben.

Die Warum-Frage für Entscheidungen

Die in der vorigen Übung genannten Warum-Fragen eignen sich bestens für eine endgültige Entscheidungsfindung. Sie helfen, wenn du vor einer relevanten Entscheidung stehst, die mit einem größeren persönlichen oder finanziellen Engagement verbunden ist und die du innerlich eigentlich bereits positiv getroffen hast. Ich gehe dann im Wald oder in der Natur spazieren – sozusagen auf neutralem Gebiet – und frage mich z. B.: »Warum entscheide ich mich so? Warum will ich diese Sache tun? Warum brauche ich das, was ich kaufen will?« Dann suche ich nach mindestens drei Gründen für meine Entscheidung, notiere diese in meinem Wald-Notizbuch und lese sie nach einigen Minuten nochmals aus einer möglichst neutralen Perspektive. Diese Übung führt dich zu bewussteren Entscheidungen und trainiert zudem das Hinterfragen deiner Gedanken.

Mein Tipp: Entscheidungen im Berufsalltag lassen sich damit ebenfalls gut hinterfragen. Ich setze sie teilweise auch bei Teamentscheidungen ein, um allen das Gefühl zu geben, dass wir gemeinsam und gut durchdacht hinter einem Projekt stehen, das wir verabschieden wollen.

Übung: Mit den Augen des anderen sehen

»So geht es oft mit einer Unterhaltung: Nach einer Weile vergeblicher Auseinandersetzung merkt man, dass man gar nicht von derselben Sache gesprochen hat.« (André Gide)

Vielleicht hast du das auch schon erlebt – du bist im Wald unterwegs und kannst dich nicht richtig entspannen, weil du über einen anderen Menschen nachdenkst, der dich enttäuscht, gekränkt oder verärgert hat. Versuche dann einmal, gedanklich in die Position deines Konfliktpartners hineinzuschlüpfen: Steht dein Gegenüber vielleicht selbst unter Druck? Will er dir unter Umständen etwas völlig anderes mit seiner Handlung sagen oder erhofft er sich eine bestimmte Reaktion von dir? Ist dein Gegenüber vielleicht gerade selbst in einer Problemphase oder mit einem wichtigen Thema beschäftigt? Auch wenn es schwerfällt, lass dich auf diesen Perspektivwechsel ein, der auch dein Einfühlungsvermögen fördert und

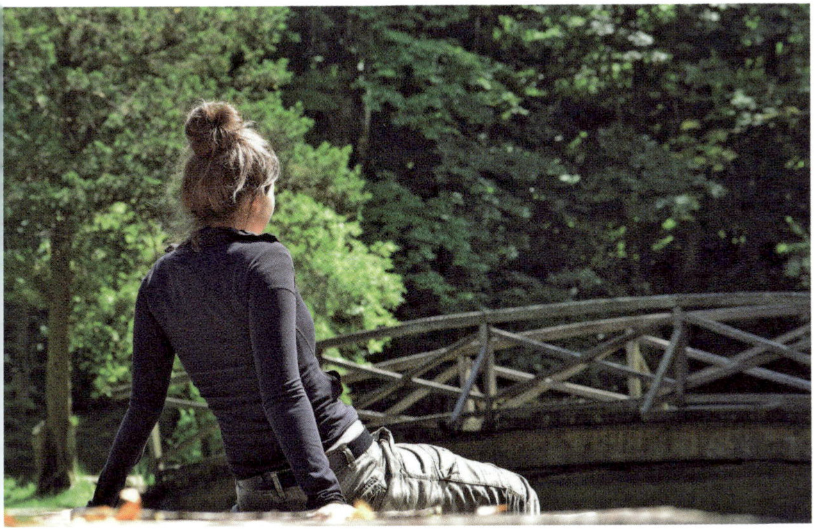

weiterentwickelt. Anschließend solltest du wieder in deine ursprüngliche Position zurückkehren und prüfen, ob du aus diesem Perspektivwechsel neue Erkenntnisse gewonnen hast. Nach meiner Erfahrung hilft es zwar nicht immer, eine Situation aus Sicht des anderen zu betrachten, aber oftmals lassen sich Konflikte damit besser lösen.

Übung: Kleine Alltagsauszeiten

Diese Übung findet nicht im Wald statt, basiert aber auf deinen Waldspaziergängen: Wenn du in deinem Wald einen besonders schönen Platz gefunden hast, nimm dir Zeit und präge ihn dir intensiv ein oder mach ein Foto davon. Wenn dir später im Alltag alles über den Kopf zu wachsen scheint, schließe deine Augen und nimm dir mindestens eine Minute lang Zeit für eine innere Auszeit, um wieder die notwendige Distanz zu deiner stressigen Situation zu bekommen. Stell dir gedanklich die kleine Waldlichtung vor und wie es sich anfühlen wird, wieder im Wald unterwegs zu sein. Erinnere dich an die Vogelstimmen, an die sanfte Luft, den besonderen Geruch des Waldes oder die Sonne auf deinem Körper. Durch diese Übung richtest du deinen Fokus auf Positives und löst dich aus der negativen Stressspirale. Ich nutze dafür gerne auch Wartezeiten beim Arzt oder am Bahnhof und tanke so wieder etwas auf.

Übung: Wie ein Kind – Neuland entdecken

Du warst schon oft im Wald unterwegs und ja, der Wald tut dir gut. Aber vielleicht wird dein übliches Waldbaden irgendwann langweilig und du wünschst dir neue Impulse. Versetze dich in die Gefühlswelt von Kindern: Kein Kind will jeden Tag den gleichen Weg gehen, also probier auch du einfach mal andere Wälder und andere Wege aus. Kinder lieben Entdeckungen, also nimm dir für den nächsten Waldspaziergang vor, einen anderen, dir unbekannten Pfad zu gehen, möglichst viele dir nicht vertraute Pflanzen zu entdecken oder außergewöhnliche Baumformen bewusst wahrzunehmen. Ich habe mit diesem »bewussteren Blick« schon Bäume entdeckt, die sich wie Liebende umarmen, oder einen vom Sturm umgestürzten Stamm, aus dem völlig ungewöhnlich mehrere neue Jungbäume herauswuchsen.

Übung: Spontan entscheiden

»Ich überlege. Mein Bauch entscheidet.« (Max Grundig, Unternehmer)

Vielleicht kennst du die Situation, dass du im Wald unterwegs bist, dich aber nicht wirklich entspannen kannst, weil du vor einer ungewohnten oder schwierigen Entscheidung stehst. Es ist nicht immer der richtige Weg, sich nur von seinen Gefühlen leiten zu lassen, aber oft unterschätzen wir unsere innere

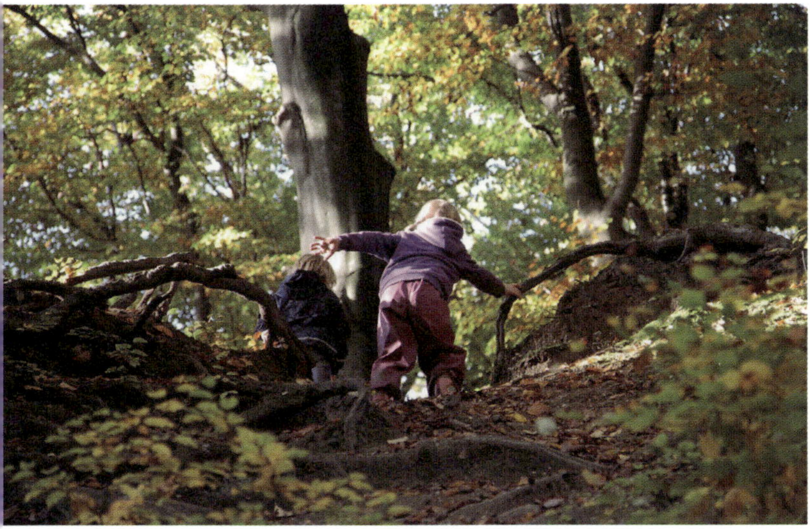

Stimme bzw. unsere Intuition. Mir hilft mitunter der eBay-Slogan »Eins, zwei, drei, meins«. Dafür zähle ich gedanklich langsam bis fünf und entscheide dann mutig und schnell aus dem Bauch heraus. Der mir selbst vorgegebene Druck, innerhalb von fünf Sekunden eine Entscheidung treffen zu müssen, ist oftmals hilfreich und funktioniert gut bei zwischenmenschlichen Problemen. Die Entscheidung für einen Hauskauf solltest du natürlich nicht nach dieser Methode treffen.

Übung: Mit dir selbst sprechen

Wenn ich im Wald unterwegs bin, ist das die perfekte Zeit, meine Gedanken zu sortieren und über sie zu sprechen. Dazu muss ich nicht mit Familie oder Freunden zusammen sein, sondern führe diese reflektierenden Gespräche mit mir selbst oder formuliere sie als Gebetsanliegen. Wir haben oft Schwierigkeiten, unsere Gefühle in die richtigen Worte zu packen. Auch wenn es sich anfangs sehr ungewohnt anfühlt, trainieren dich deine

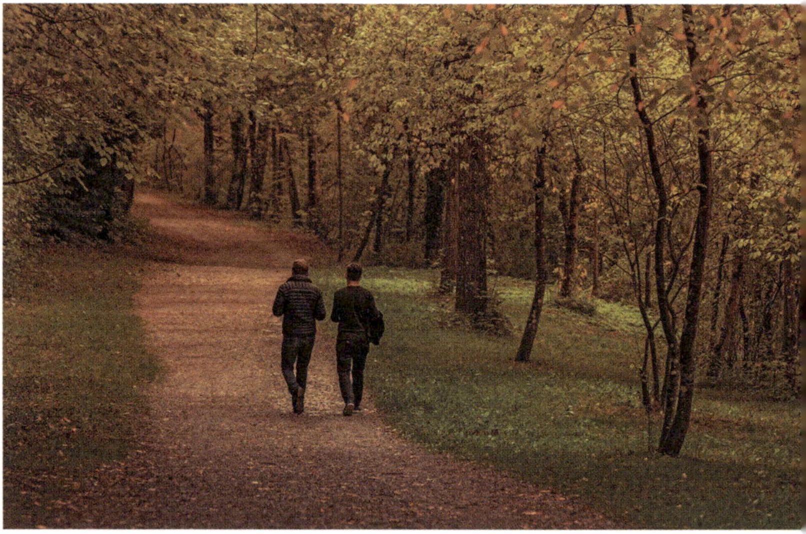

Selbstgespräche, zukünftig freier über deine Gefühle sprechen zu können. Wenn dich etwas bedrückt oder du etwas loswerden willst, nimm dir Zeit für einen Selbstdialog. Sprich aus, was du gerade empfindest und wie du damit umgehen möchtest. Es ist eine gute Achtsamkeitsübung für den Umgang mit dir selbst.

Übung: Bewusstes Zuhören

»Die meisten Menschen hören nicht zu mit der Absicht zu verstehen; sie hören zu mit der Absicht zu antworten.« (Stephen R. Covey)

Wenn ich ehrlich bin, bin auch ich nicht immer ein guter Zuhörer. Manchmal bin ich während eines Gesprächs abgelenkt und mit meinen Gedanken woanders oder weit voraus. Zuhören ist mehr, als nur den anderen etwas sagen zu lassen. Ich gehe gerne mit Menschen in den Wald, die mir nahestehen und besonders wichtig sind. Diese gemeinsamen Momente mit einer wohltuenden Mischung aus entspanntem Schweigen und dann wieder tiefen Gesprächen tun uns gut und trainieren gleichzeitig das bewusste Zuhören.

Wenn du demnächst mit deiner Freundin oder deinem Partner im Wald unterwegs bist, achte darauf, dich völlig auf die Konversation einzulassen. Also nicht nur mit deinen Ohren, sondern vor allem auch mit deinem Herzen zuzuhören. Versetze dich mit echter Empathie in den anderen hinein und empfinde, was er oder sie wirklich gerade fühlt. Deine zukünftigen Gespräche werden so an Tiefe gewinnen und auch im Alltag öffnen sich deine Gesprächspartner immer mehr.

Mein Tipp: Ein gemeinsamer Waldspaziergang ist auch ein guter und neutraler Ort, um mit anderen über bestehende Konflikte zu sprechen und diese zu lösen.

Übung: Pause tut gut

»Echte Lebenskunst bedeutet, eine Pause zu machen, bevor dir andere dazu raten.«

Die Provana BKK hat auf Basis einer Untersuchung eine aktuelle Statistik zum Pausenverhalten der deutschen Arbeitnehmer veröffentlicht. Das Ergebnis war erschreckend: Nur rund 37 % der Befragten nehmen sich täglich Zeit für ihre Mittagspause, 34 % pausieren nur unregelmäßig und 15 % lassen ihre notwendige Erholungspause täglich ausfallen. Jedem ist bewusst, wie wichtig Pausen sind – nicht nur an der Arbeit –, um neue Energie zu tanken sowie dem Körper und dem Geist Erholung zu schenken. In diesen Pausen verarbeitest du Erlerntes oder bestimmte Ereignisse und erhältst dadurch langfristig deine Produktivität.

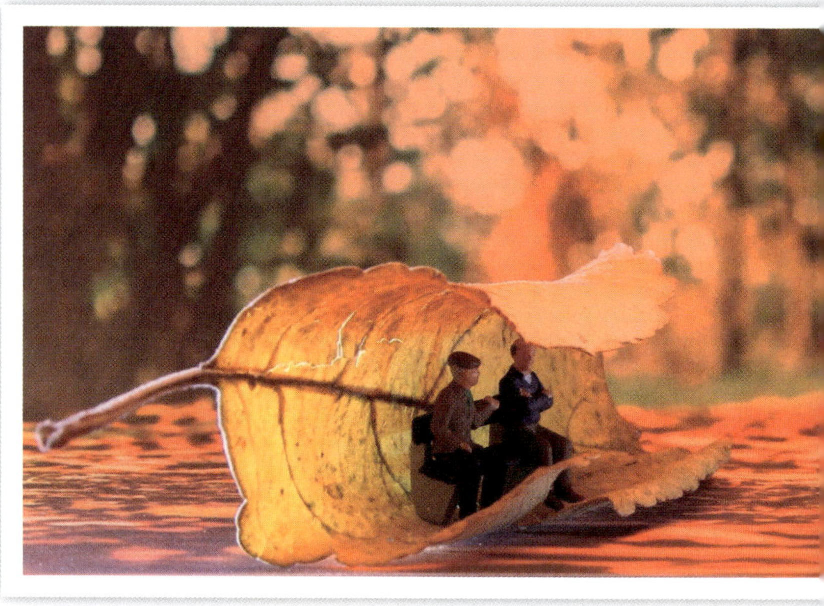

Falls du nicht zu den 37 % der täglichen Pausennutzer zählst, solltest du Pausen in deiner Freizeit »üben«. Nimm dir auf deine zukünftigen Waldspaziergänge möglichst einen kleinen Imbiss mit und plane unbedingt Pausen ein. Auch wenn du unruhig bist und eigentlich weitermöchtest, setz dich trotzdem an einen schönen Platz und komm einfach mal runter. Dabei helfen dir die Atem- und Entspannungsübungen in diesem Buch. Im Arbeitsalltag empfehle ich dir, deine Mittagspause wie ein kleines Event zu feiern und zu genießen. Vielleicht kannst du diese Pausen auch mit einem kurzen Spaziergang verbinden, gerade bei einer sitzenden Tätigkeit tut das besonders gut.

Übung: Ein guter und achtsamer Morgen

Deine Achtsamkeit fängt bereits morgens an: Spring nicht sofort aus dem Bett, sondern bleib noch kurz liegen oder setz dich entspannt auf den Rand deines Bettes. Gibt es etwas, was dich heute besonders fordert oder auf das du dich freust?

Geh mit deiner Kaffee- oder Teetasse in der Hand mal kurz auf den Balkon bzw. die Terrasse oder an das offene Fenster. Atme durch und freue dich über die klare Luft.

Wenn du zur Arbeit fährst oder läufst, kommst du vielleicht immer an einem Park oder Wald vorbei. Halte dort einfach mal an, steig aus dem Auto und nimm dir fünf Minuten »Natur-Power« mit. Bei meinem letzten Arbeitsplatz hatte ich täglich rund zwei Stunden Fahrtzeit mit dem Auto und es wurde zu meinem täglichen Ritual, unterwegs immer einen kurzen **Zwischenstopp** an einem bestimmten Wald einzulegen, dort ein kleines Stück den Weg entlangzugehen und noch mal richtig durchzuatmen, bevor der Arbeitstag begann. Auch auf der **Rückfahrt** half mir der kurze Zwischenstopp oftmals, aufgestauten Stress abzubauen und nicht mit nach Hause zu nehmen.

Übung: Fehler akzeptieren und verzeihen

»Das Leben ist wie freihändiges Zeichnen ohne Radiergummi. Ich habe mich dabei vermalt, bitte verzeih mir.«

Von meinen Pilgertouren auf den Jakobswegen habe ich eine wichtige Erfahrung mitgenommen: Eigene Fehler zu akzeptieren und sich selbst verzeihen zu können, ist die wichtigste Voraussetzung für die Entwicklung deiner Persönlichkeit. Nur so kannst du Distanz zu deiner Vergangenheit schaffen und anfangen, im Hier und Jetzt zu leben. Auch für zwischenmenschliche Beziehungen ist das sehr wichtig: Wenn du dir selbst nicht verzeihen kannst, wie kannst du dann anderen vergeben?

Auf langen Waldwanderungen und Pilgerwegen habe ich mir angewöhnt, einen Fehler bzw. eine Fehlhandlung von mir oder einem anderen einfach laut auszusprechen und bewusst zu sagen: »Ich verzeihe mir« bzw. »Ich verzeihe dir«. Dieses wirkliche Verzeihen hilft dir, unnötigen Ballast endlich loszulassen und dich wieder auf die Gegenwart zu konzentrieren und am Leben zu erfreuen.

Vielleicht hilft es dir in schwierigen Momenten auch, das Verzeihen einfach in andere Hände zu legen und in einem kurzen Gebet um Vergebung zu bitten.

Schon gewusst?

Deutschland war ursprünglich ein Land der Laubwälder, vorherrschend waren Buchenwälder. Bedingt durch den Raubbau am Wald und die damit verbundene Wiederaufforstung unter rein holzwirtschaftlichen Gesichtspunkten teilen sich die wichtigsten Baumarten heute wie folgt auf: Fichte und Kiefer mit je 25 % bzw. 23 %, gefolgt von der Rotbuche mit 16 % und der Eiche mit 11 %.

Dein ganz persönliches Wald-Notizbuch

»Die Gedanken sind bekanntlich frei, aber manchmal tut es gut, sie in einem Tagebuch festzuhalten und so für spätere Momente aufzubewahren.«

Dein persönliches Notizbuch bzw. Tagebuch ist die ideale Umgebung, um kleine Details aus deinem Alltag zu dokumentieren. Es ist der schönste Ort zum Denken, Fühlen, Entdecken, Wachsen, Erinnern oder Träumen und erinnert dich an deine Ziele und an das, was du in deinem Leben gelernt hast. Über dein persönliches Notizbuch kannst du ein bewusstes, tiefgründiges Gespräch mit dir selbst führen. Es dient aber auch der Wertschätzung deiner Identität und deiner Erlebnisse. Täglich in dein Tagebuch zu schreiben, verbessert deinen Blick für deine Werte und zeigt auf, wofür du dankbar bist oder was du in Zukunft anders machen möchtest. Mit deinen Notizen

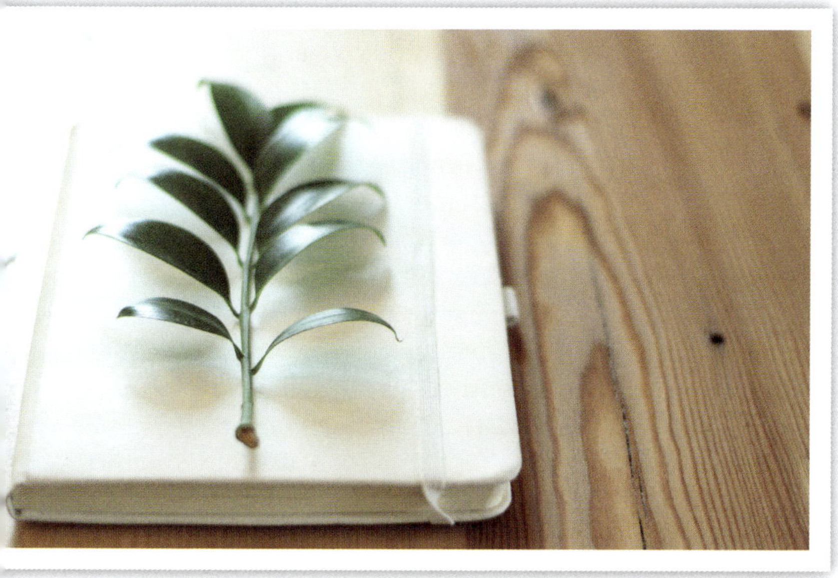

und kleinen Zeichnungen wirst du jeden Tag deiner Lebensreise mehr genießen können.

Auf meiner ersten Pilgertour von Saint-Jean-Pied-de-Port nach Santiago de Compostela hatte ich ein Notizbuch lediglich deswegen mitgenommen, weil es das Geschenk eines Freundes war. Tagebuch schreiben kannte ich nur als typische Mädchenbeschäftigung meiner Schwestern und ich durfte in diese auch nie hineinschauen. Unterwegs auf dem Jakobsweg habe ich aber schnell entdeckt, wie wertvoll ein derartiges Notizbuch für Gedanken, Erlebnisse und gefühlte Momentaufnahmen ist. Es war und ist bis heute ein Ventil für meine Seele und das Lesen älterer Notizen und Anmerkungen gibt mir in schwierigen Momenten manchmal Kraft und Halt. Heute führe ich im Wald, auf Wanderungen oder Pilgertouren immer ein Notizbuch mit mir und kann auch dir nur ans Herz legen, es einfach mal zu versuchen. Vielleicht wird es für dich ebenfalls zu einer Bereicherung.

Für die folgenden Übungen ist es auf jeden Fall hilfreich, ein kleines Wald-Notizbuch bei dir zu haben.

Übung: Der Fluss deiner Gedanken

Wenn ich allein im Wald unterwegs bin, vor allem nach stressigen Tagen, nutze ich die erste Pause unterwegs gerne, um einmal kurz innezuhalten und meine Gedanken aufzuschreiben. Die sind zwar oftmals unbewusst, beeinflussen aber trotzdem ständig unsere Gefühlslage und unseren Tagesablauf. Setz dich möglichst entspannt auf eine Bank oder einen Baumstumpf und überlege: Wie fühlst du dich gerade? Gibt es Gedanken, die heute besonders viel Raum bei dir einnehmen? Schreib einfach alles intuitiv auf, was dir gerade in den Sinn kommt. Dann lass etwas Zeit vergehen und lies die Texte nochmals in Ruhe durch. Was lösen die Worte bei dir aus, wie fühlst du dich jetzt beim Nachlesen?

Es ist eine gute Achtsamkeitsübung, mit der du bei regelmäßiger Anwendung nachhaltig den Fluss deiner Gedanken trainierst und so gegebenenfalls aus einer problematischen Gedankenspirale ausbrechen kannst.

Übung: Die Schönheit der kleinen Dinge

Mir gefällt diese Übung, die gleichzeitig deine Aufmerksamkeit und deine Kommunikationsfähigkeit fördert. In einer Zeit der minimalistischen Kommunikation über Facebook, WhatsApp und andere Medien verlernen wir leider immer mehr, Details wahrzunehmen und sie kommunikativ zu vermitteln. Wenn du im Wald unterwegs bist und dich in Ruhe auf dein Umfeld konzentrierst, wirst du viel Schönes sehen und entdecken. Geh dann nicht einfach weiter, sondern nimm dir die Zeit und betrachte dieses Schöne und Positive genau und mit der notwendigen Aufmerksamkeit. Was denkst du darüber? Sprich deine Gedanken doch einfach laut aus oder teile sie mit jemandem, mit dem du gerade unterwegs bist. Ich nutze hierfür auch gerne mein mitgeführtes Wald-Notizbuch und bin hinterher beim Lesen meiner Notizen oft überrascht, wie tief meine Wahrnehmungen gingen. Ich verstehe mittlerweile, warum viele Schriftsteller und Künstler Inspiration in der Natur und im Wald gesucht und gefunden haben: Die Schönheit der Natur und die Vielfalt der Schöpfung in Worte zu fassen, setzt viel Kreativität frei.

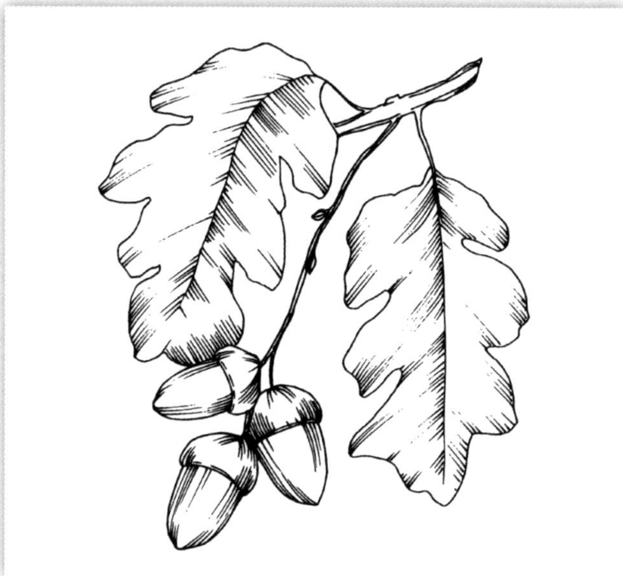

Übung: Zeichne, was du siehst

Auch wenn sich deine Zeichenkunst ähnlich wie bei mir in Grenzen hält (wenn ich ein Pferd male, könnte es leider auch irgendetwas völlig anderes mit vier Beinen sein), solltest du trotzdem mal zum Zeichnen in den Wald gehen. Es wird garantiert ein neues und ungewöhnliches Erlebnis für dich. Setz dich dort an einen geeigneten Platz und nimm dein Wald-Notizbuch oder einen mittelgroßen Zeichenblock sowie einen Stift in die Hand. Jetzt leg einfach los: Zeichne irgendetwas, was vor dir liegt, z. B. ein Blatt oder einen Stein auf dem Waldboden oder einen Baum direkt in deinem Blickfeld. Es geht nicht um die Schönheit deiner Zeichnung, sondern um das bewusste Sehen und Nachempfinden der zahlreichen Details, die dir vorher vielleicht nicht aufgefallen sind. Und – aus eigener Erfahrung kann ich dir versprechen, dass auch deine Zeichenkünste von Mal zu Mal besser werden.

Übung: Dein persönlicher Wochenrückblick

»Die glücklichsten Menschen sind die, die keinen bestimmten Grund brauchen, um glücklich zu sein.« (William Inge)

Wenn möglich, ziehe ich mich mindestens einmal in der Woche für eine Stunde in den Wald oder an einen schönen Platz in die Natur zurück und halte meinen persönlichen Wochenrückblick. Für mich ist das die beste Form der Selbstreflexion. Ein regelmäßiger Rückblick kann auch dir helfen, deine aktuelle Lebenssituation besser zu reflektieren, gesetzte Ziele zu erreichen und möglichst dem Leben entgegenzustreben, das du dir für dich wünschst.

Dabei stelle ich mir verschiedene Fragen und – sofern ich relevante Antworten darauf finde, schreibe ich sie in mein Wald-Notizbuch. Für mich ist diese Übung sehr wichtig, weil ich damit in innerer Verbindung zu mir selbst bleibe. Mir hilft es, die ständigen äußeren Einflüsse abzustreifen und mich auf mein echtes Ich zu konzentrieren, um weiterhin authentisch zu bleiben.

Nachstehend habe ich einige Vorschläge für Fragen zu deinem Wochenrückblick formuliert, die du natürlich erweitern oder an deine individuellen Bedürfnisse anpassen kannst:

- Was hat mich diese Woche glücklich gemacht, wo hatte ich besondere Erfolge? Wie zufrieden war ich auf einer Skala von 1 bis 10 (10 = sehr gut)?
- Was hat bei mir für Unzufriedenheit gesorgt und wie kann ich das ändern, falls es mich immer noch oder nächste Woche wieder belastet?
- Was habe ich diese Woche gelernt, was hätte ich vielleicht besser machen können?

- Gab oder gibt es Aufgaben, die mir besonders viel Spaß gemacht oder mich völlig gelangweilt haben, und kann ich daran ggf. etwas ändern?
- Hatte ich genug Zeit für mich, hatte ich Zeit für die Menschen, die mir besonders wichtig sind?
- Habe ich auch für meinen Körper und mein seelisches Gleichgewicht gesorgt?
- Hatte oder habe ich derzeit vor irgendetwas Angst oder schiebe ich etwas vor mir her, weil es mir Unbehagen bereitet?
- Habe ich die letzte Woche im Einklang mit meinen Werten gelebt? War ich wirklich authentisch?
- Was wird mir aus dieser Woche noch lange in Erinnerung bleiben?
- Habe ich in der nächsten Woche ein besonderes Ziel oder ein besonderes Erlebnis vor mir?

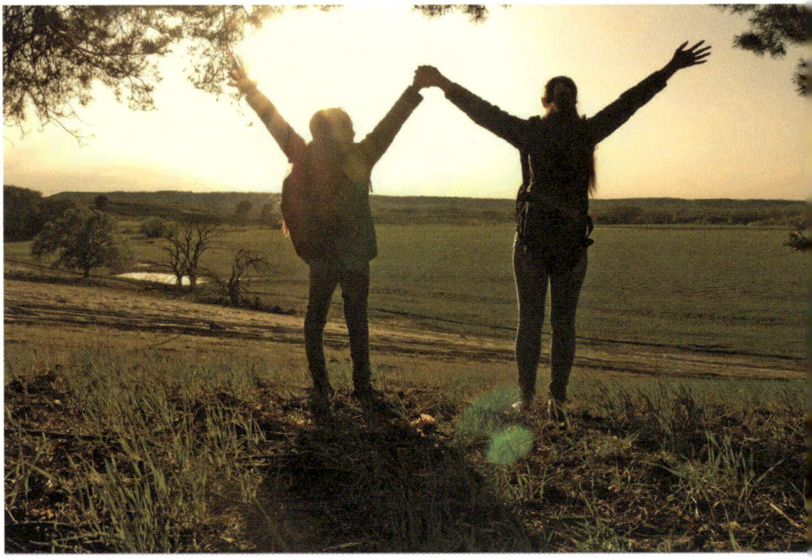

Übung: Dankbarkeit in dein Leben integrieren

»Danken ist wie eine Liebeserklärung an das Leben und die Schönheit der Schöpfung. Wir denken selten voller Dankbarkeit an das, was wir schon haben, aber leider viel zu oft an das, was uns scheinbar noch fehlt. Warum nicht morgens beim Aufstehen mal Danke sagen für das Morgenlicht, für dein Leben, für deine Familie und die Kraft, die du besitzt? Danke sagen für die vorhandene Nahrung und die Freude, am Leben zu sein.«

In einem Buch habe ich einmal gelesen: »Dankbarkeit ist der Schlüssel zur Achtsamkeit. Dankbare Menschen sind glücklichere Menschen.« Davon bin ich ebenfalls überzeugt, auch, weil ich früher lange Zeit nur nach dem Prinzip »schneller, höher, weiter« gelebt habe. Dankbarkeit für die vielen Geschenke des Lebens habe ich damals völlig aus den Augen verloren und ich war permanent unzufrieden. Es hat leider etliche Jahre gedauert und einige Rückschläge und innere Reife gebraucht, um zu erkennen, dass der größere Firmenwagen oder eine weitere Gehaltserhöhung nicht wirklich wichtig waren, sondern dass ich vor allem für die Zeit mit meiner Familie oder die schönen Momente in der Natur dankbar bin.

Heute nutze ich meine Auszeiten im Wald auch, um mir meine Dankbarkeit immer wieder deutlich zu machen. Ich stelle dabei die Frage: Was hat mich letzte Woche oder heute besonders dankbar gemacht?

Du wirst schnell merken, dass manchmal einfach nur der Sonnenschein nach kalten Regentagen oder ein frischer Apfel, in den du hungrig hineingebissen hast, bei dir bereits Dankbarkeit ausgelöst hat. Gelebte Dankbarkeit ist nicht nur eine gute Schulung deiner Achtsamkeit, sondern sie wird dich deutlich glücklicher machen. Dankbarkeit überträgt sich automatisch auf dein Umfeld und du wirkst mit dieser Haltung positiver und offener. Mit Dankbarkeit wirst du auch andere motivieren, da du vermutlich häufiger als bisher Lob und Anerkennung empfindest und aussprichst.

Es wird dir guttun, regelmäßig in dein Tagebuch oder Wald-Notizbuch einzutragen, wofür du dankbar bist.

Diese Notizen helfen dir an schwierigeren Tagen dabei, nicht alles nur negativ zu sehen, sondern »den Sonnenschein hinter den Wolken« zu erkennen und deinen aktuellen Druck etwas zu senken. Es gibt mehr Anlässe für Dankbarkeit, als den meisten von uns bewusst ist. Manchmal ist es einfach nur die nette Kollegin, die dir überraschend in einer stressigen Situation ihre Unterstützung anbietet, oder der Nachbar, der deine Mülltonne schon mit auf die Straße gestellt hat – jeder glückliche Moment verdient unsere Wertschätzung und Dankbarkeit.

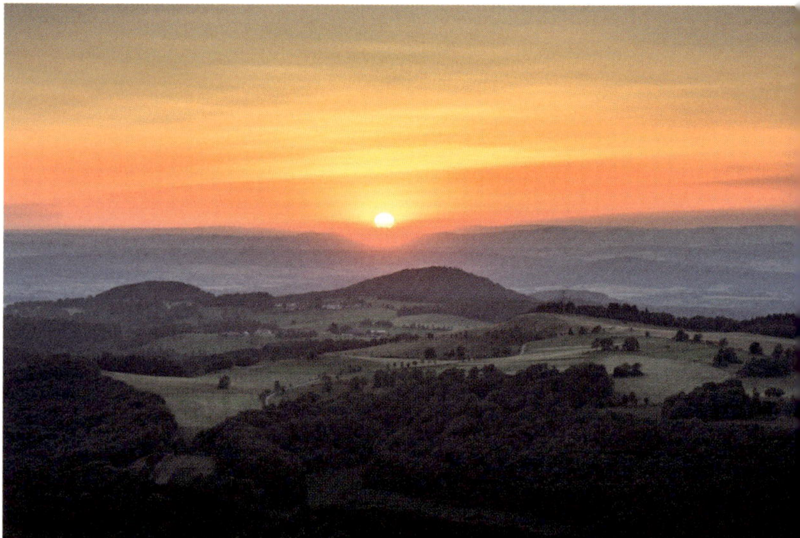

Auf Entdeckungstour: Eine kleine Auswahl der schönsten Waldgebiete in Deutschland

»Das Wandern durch Wälder ist die vollkommene Art der Fortbewegung, wenn man das wahre Leben entdecken will. Es ist der Weg in die innere Freiheit, zurück zu Ruhe und Gelassenheit.«

Frei nach Elizabeth von Arnim

In dem Kapitel »Raum der Bäume« habe ich dich eingeladen, möglichst selbst die Besonderheiten der Bäume für dich zu entdecken und so zum »Baumsammler« oder zum »Baumforscher« zu werden.

Aber mindestens genauso viel Spaß macht es, im Lauf der Zeit die schönsten und außergewöhnlichsten Wälder und Waldgebiete in Deutschland kennenzulernen. Eine kleine Auswahl davon habe ich für dich zusammengestellt – diese kann natürlich nicht vollständig sein und vielleicht fehlt dein persönlicher Lieblingswald oder du hast eigene Geheimtipps. Ich würde mich freuen, wenn du mir an meine E-Mail-Adresse walderleben@PeterButenuth.de schreibst und mir deinen Favoriten verrätst und vielleicht auch, warum dieser Wald so besonders für dich ist.

Pfälzerwald

Beginnen möchte ich mit dem größten zusammenhängenden Waldgebiet in Deutschland, dem sogenannten Pfälzerwald im Südwesten von Rheinland-Pfalz. Dieses beliebte Wandergebiet mit rund 7.000 Kilometern markierten Wegen erstreckt sich über 179.000 Hektar, eine riesige Fläche, die ca. 250.000 Fußballfeldern (!) entspricht und gemeinsam mit den Nordvogesen im Elsass das grenzüberschreitende UNESCO-Biosphärenreservat Pfälzerwald-Nordvogesen bildet. Die bekanntesten der über 800 Kilometer langen ausgezeichneten Prädikatswanderwege wie der »Hauensteiner Schusterpfad« oder der »Dahner Felsenpfad« werden geprägt von einer malerischen Landschaft mit weiten Kiefern- und Eichenwäldern und ungewöhnlichen Felsformationen.

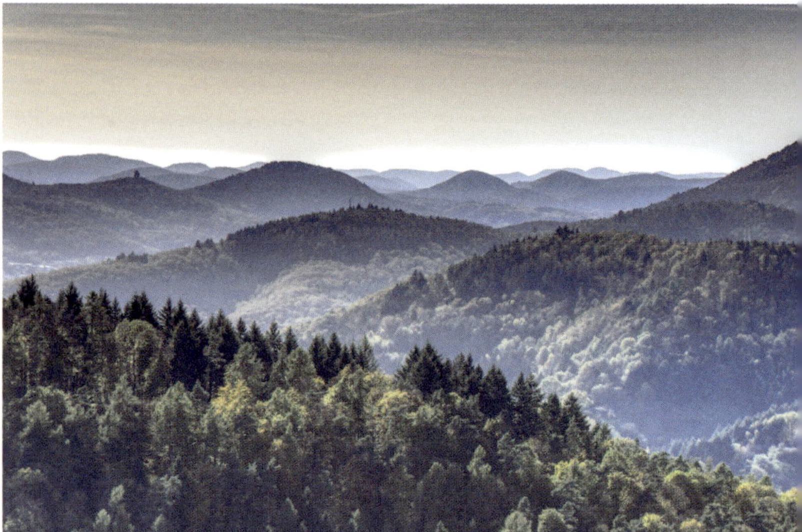

Rotbuchenwald im Nationalpark Kellerwald-Edersee

Mein persönlicher Lieblingswald und regelmäßiges Ziel für kleine Auszeiten und ausgedehnte Waldwanderungen ist der nahe bei meinem Wohnort gelegene Nationalpark Kellerwald-Edersee. Im hessischen Kellerwald rund um den Stausee Edersee findest du ein regelrechtes »Meer von Buchen« und dieser Rotbuchenwald, einer der letzten großen seiner Art in Europa, wurde völlig zu Recht zum UNESCO-Weltnaturerbe ernannt. Sehr beliebt ist der »Kellerwaldsteig«, ein Rundwanderweg, der durch alte Buchenwälder und idyllische Bachtäler führt. Meine Empfehlung für alle, die ursprüngliche Wälder lieben, ist der »Urwaldsteig Edersee«. Dieser führt naturnah und sehr urwüchsig an imposanten Hutbuchen vorbei, besonders schön ist ein sich mit ihm überschneidendes Wegstück, der sogenannte »Knorreichenstieg«.

Nationalpark Hainich

Einige Bereiche des Nationalparks Hainich sind Teil des UNESCO-Welterbes »Alte Buchenwälder Deutschlands«, zu dem u. a. auch der Serrahner Buchenwald im Müritz-Nationalpark zählt. Der Hainich ist ein bewaldeter Höhenzug im Westen Thüringens und stellt mit 130 Quadratkilometern Fläche das größte zusammenhängende Laubwaldgebiet Deutschlands dar. Besonders erwähnenswert ist das Alter dieser Buchen, die mittlerweile bis zu 300 Jahre alt sind.

Die im Namen enthaltene Vorsilbe Hain ist eine alte Bezeichnung für heilige, mit einer Hainbuchenhecke umzäunte Wäldchen. Entdecken kannst du den Hainich über rund zwanzig ausgewählte Rundwanderwege.

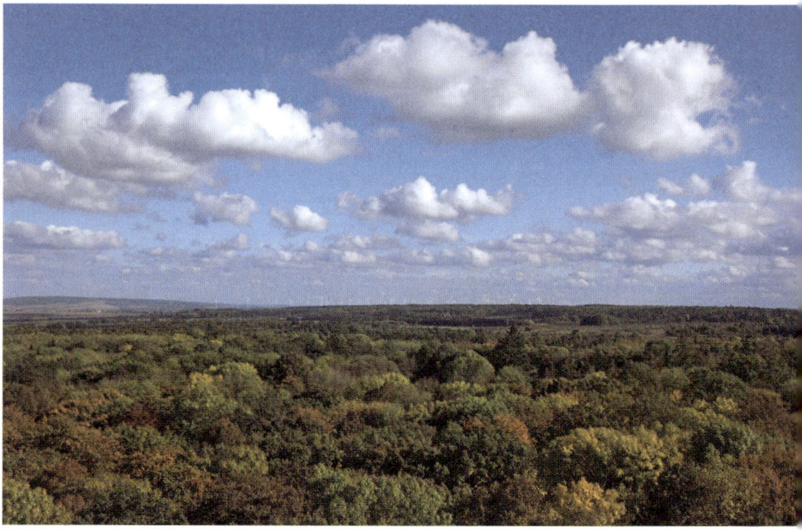

Thüringer Wald

Ebenfalls in Thüringen befindet sich der Thüringer Wald, auch gerne als das »Grüne Herz« von Thüringen bezeichnet. Wer ihn besonders intensiv erleben möchte, dem empfehle ich den bekannten Wanderweg »Rennsteig«, den du am besten zwischen April und Oktober mit einer mehrtägigen Wanderung oder in einzelnen Etappen kennenlernen kannst. Mein Tipp: Auch der Winter mit dem romantisch verschneiten Ambiente der Wälder hat seinen Reiz und zwischendurch lohnt ein Besuch der Stadt Eisenach mit der weltbekannten Wartburg (UNESCO-Welterbe), in der einst Martin Luther das Neue Testament übersetzte, oder die nahe gelegenen Städte Gotha, Erfurt und Weimar.

Nationalpark Eifel / Naturpark Eifel-Venn

Ich bin sehr dankbar für meine beruflich bedingten Jahre in Köln, bei denen mir eine Kollegin empfahl, doch einmal einen Abstecher in die wunderschönen Waldgebiete der Eifel zu unternehmen. Seitdem bin ich ein großer Fan der Eifel, die im Süden von Nordrhein-Westfalen bzw. im Norden von Rheinland-Pfalz liegt und mit den luxemburgischen und belgischen Ardennen ein zusammenhängendes Bergland bildet. Die Eifel besteht aus drei großen Naturräumen: In der Osteifel inmitten des jüngsten Vulkangebietes Europas liegt das sehenswerte Kloster Maria Laach, im Norden ist das Vennvorland mit der Kaiserstadt Aachen und in der Westeifel findest du auch heute noch Spuren der furchtbaren Kämpfe des Zweiten Weltkriegs, die viele Dörfer und Wälder in Mitleidenschaft gezogen haben.

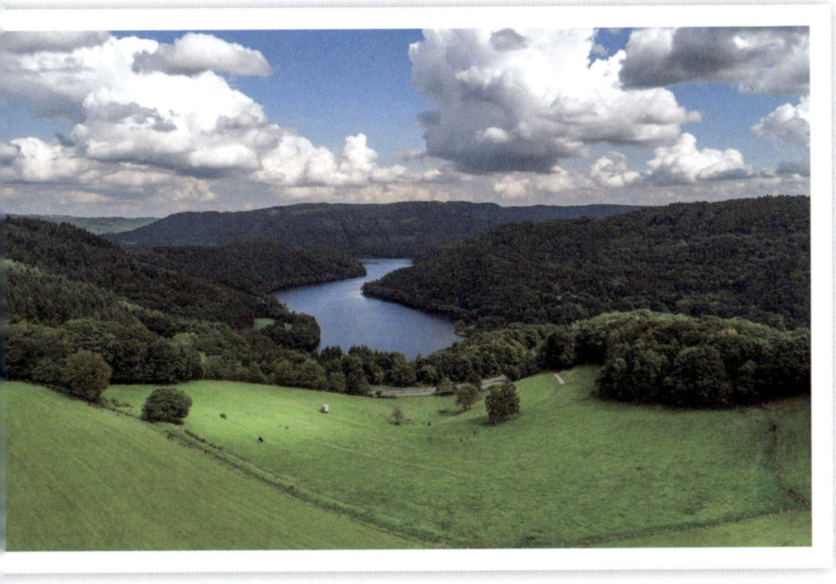

Besonders schön ist die viertägige Tour auf dem 85 Kilometer langen sogenannten »Wildnis-Trail«, die dir die ganze wilde Schönheit des Nationalparks Eifel zeigt und an Bachläufen entlang an Ebereschen, Moorbirken und Eichen vorbeiführt. Hier erlebst du jeden Tag die wohltuende Wirkung des Waldbadens auf deinem Weg durch tiefe Wälder neben rauschenden Bächen und über duftende Blumen- und Kräuterwiesen. Als kostenlose Beigabe werden dir außergewöhnlich schöne Panoramaaussichten geboten und im Frühjahr belohnt dich zudem in der Eifel die Pracht der blühenden gelben Wildnarzissen.

Bayerischer Wald

Den Bayerischen Nationalpark zeichnet nicht nur aus, dass er der älteste Nationalpark Deutschlands (1970 gegründet) ist, sondern das Besondere sind seine natürlichen Fichtenwälder, die es in dieser Form in Deutschland außerhalb der Alpen nur sehr selten gibt. Für dieses uralte Mittelgebirge in Bayern und Tschechien werden je nach Region unterschiedliche Namen benutzt: Bayerischer Wald, Böhmerwald oder Šumava.

Die Landschaften des Naturparks Bayerischer Wald sind vielfältig: fichtenreiche Hochwälder wechseln sich ab mit ökologisch wertvollen Hochmooren mit Moorseen wie dem Latschensee und ehemaligen Hochweiden (sogenannten Schachten), die sich vor allem auf der tschechischen Seite im Böhmerwald über weite Gebiete erstrecken. Durch das gesamte Gebiet fließt ein Hunderte Kilometer langes Netz aus klaren Gebirgsbächen und mehr als 300 Kilometer markierte Wald- und Wanderwege führen dich entlang an hohen Fichten und junge Buchen. Du erlebst idyllische Bergseen und kleine Wasserfälle oder kannst die höchsten Gipfel des Nationalparks wie den Lusen (1373 m) oder den Großen Rachel (1453 m) besteigen.

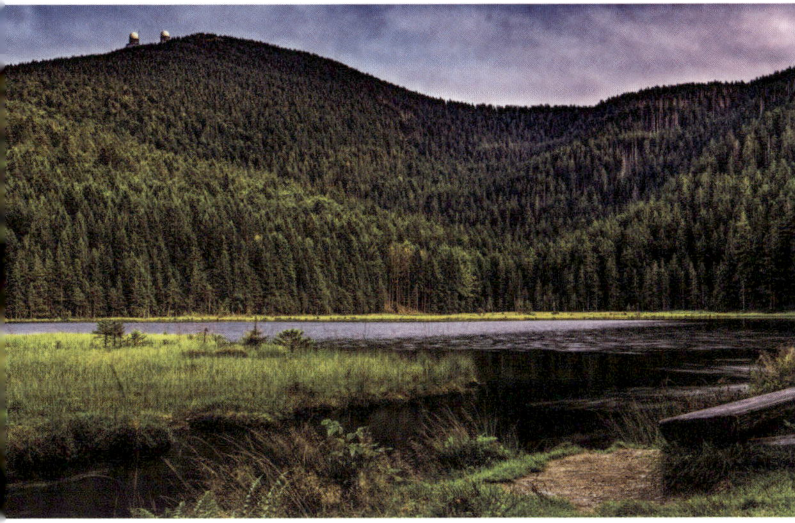

Darßwald an der Ostseeküste

Außergewöhnlich und absolut sehenswert ist der Darßwald, dessen große Kiefern bis an die Küstendünen der Ostsee heranreichen. Der Darßwald auf der Halbinsel Darß ist Teil des Nationalparks Vorpommersche Boddenlandschaft, liegt an der Ostseeküste Mecklenburg-Vorpommerns und ist das größte von Strand umgebene zusammenhängende Waldgebiet.

Die im Wald vorhandenen Fichten können besonders gut mit Trockenheit umgehen und die lichtdurchlässigen Baumkronen helfen dabei, auch auf sandigem Untergrund zu wachsen. Das Ungewöhnliche an diesem Wald ist die Möglichkeit, See- und Waldluft gleichzeitig zu atmen, und die urwüchsige Natur, die sich hier ohne menschlichen Einfluss entwickeln darf. Kiefern, die auf den jungen Dünen so wachsen, wie der Küstenwind sie formt, findest du neben stillen Erlenbruchwäldern und uralten, knorrigen Buchen. Im Inneren des Darßwaldes kannst du noch erkennen, dass der Meeresspiegel vor etwa 3.000 Jahren deutlich höher war: Die Spuren der ehemaligen Kliffküsten, also das alte Meerufer, sind jetzt mitten im Darßwald und teilweise noch gut erkennbar.

Mein Tipp: Eine schöne Möglichkeit, den Darßwald für dich zu entdecken, bietet der Rundwanderweg »Darßer Ort«, der auf 4 Kilometern durch den Wald bis zu einem Leuchtturm führt.

Teutoburger Wald

Den meisten Schülern ist er vermutlich noch vom Geschichtsunterricht bekannt – die »Schlacht im Teutoburger Wald« zwischen den Römern und den Germanen. Aber dieses Waldgebiet, in der Region einfach nur liebevoll der »Teuto« genannt, hat mit seinen drei parallel liegenden bewaldeten Kämmen in Niedersachsen und Nordrhein-Westfalen noch weit mehr zu bieten. Nicht nur die warmen Monate bieten sich für einen Besuch an, sondern empfehlenswert und fast schon mystisch ist ein Spaziergang im Teutoburger Wald auch in den kühlen Morgenstunden im Herbst, wenn sich geheimnisvoller Nebel über die hohen majestätischen Baumkronen legt.

Zudem gibt es außerhalb des Waldes viel zu entdecken: das Hermannsdenkmal, die markante Sandstein-Felsformation der Externsteine, das Silberbachtal, Sparrenburg, Desenberg, Velmerstot sowie das Naturdenkmal der Dörenther Klippen. Die Region rund um den Teutoburger Wald mit traditionellen Heilbädern und Kurorten bietet sich auch für einen entspannten und erholsamen Kurzurlaub an.

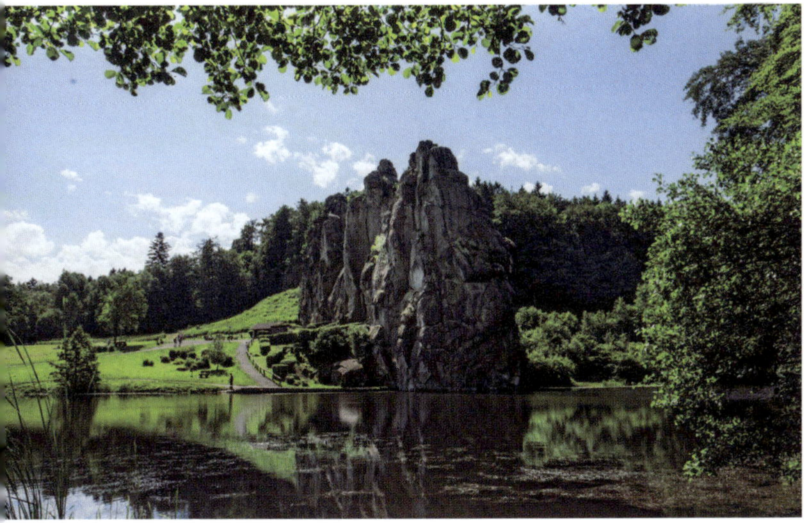

Spessart

Nicht aus dem Geschichtsunterricht bekannt, aber dafür die Heimat vieler Legenden ist der Spessart. Wilhelm Hauff hat dem Wald mit seiner Räubergeschichte »Das Wirtshaus im Spessart« ein ungewöhnliches Denkmal gesetzt, die Verfilmung der Novelle 1958 als Komödie mit bekannten Darstellern wie Liselotte Pulver war ein großer Kinoerfolg. Das sanft hüglige Gebiet des Spessarts zwischen Vogelsberg, Rhön und Odenwald, das sich über Bayern und Hessen erstreckt, ist dicht mit Buchen- und Eichenwäldern bewachsen. Das Holz der hochwertigen Spessart-Eichen ist unter Holzverarbeitern weltweit bekannt und geschätzt.

Westerwald

Ebenfalls grenzüberschreitend zieht sich der Westerwald durch Hessen, Nordrhein-Westfalen und Rheinland-Pfalz. Leider ist der Westerwald trotz des bekannten Liedes »O du schöner Westerwald«, dessen Ursprünge auf das 19. Jahrhundert zurückgehen, etwas in Vergessenheit geraten. Die besondere Mischung von ausgedehnten Wäldern und sonnigen Weinhängen sowie ruhigen Bachtälern und idyllischen Ortschaften machen einen Besuch lohnenswert. Vielleicht stößt du bei einer Waldwanderung dort auf Spuren des längsten archäologischen Bodendenkmals Deutschlands, dem »Obergermanisch-Raetischen Limes«, der auch durch den Westerwald führt und seit 2005 Weltkulturerbe der UNESCO ist. Dieser Limes (ORL) ist ein 550 Kilometer langer Abschnitt der ehemaligen Außengrenze des Römischen Reichs zwischen Rhein und Donau und ein spannendes Stück Geschichte.

Odenwald

Der sagenumwobene Odenwald und die Region Bergstraße waren schon bei den Römern durch das milde Frühlingsklima und die frühe Blütezeit von Kirschen, Mandeln oder Magnolien bekannt und beliebt. Zusammen bilden sie den UNESCO-Geopark Bergstraße-Odenwald. Die alte Römerstraße »Strata Montana« gab dem heutigen Naturpark Bergstraße-Odenwald den Namen. Der Odenwald ist ein von ausgedehnten Wäldern geprägtes Mittelgebirge in Südhessen (Hessen), Unterfranken (Bayern) und im nördlichen Baden (Baden-Württemberg). Irgendwo hier soll der stolze Drachentöter Siegfried aus dem berühmten Nibelungenlied durch die Hand Hagens an einer geheimnisvollen Quelle gestorben sein. Der genaue Ort ist zwar

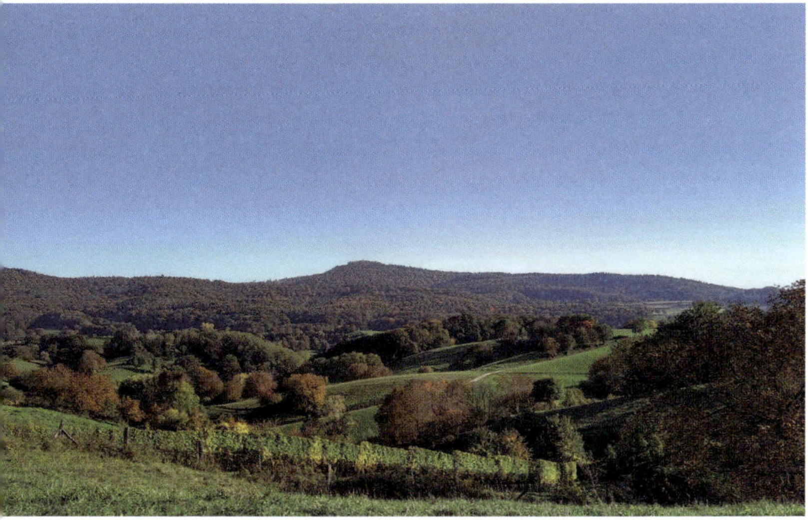

nicht überliefert, aber der »Nibelungensteig«, der auch durch schöne Buchen- und Mischwälder führt, hält viele Entdeckungen für dich bereit. Waldliebhaber schätzen im Odenwald vor allem die Mischung aus sanften Höhenzügen und herrlich lichten Mischwäldern.

Schon gewusst?

Im Odenwald hat der Apfelanbau eine besondere Tradition. Aus den Äpfeln entstehen nicht nur leckere Säfte, sondern werden auch sortenreine Apfelweine gekeltert, prickelnde Apfelsekte kreiert und köstliche Brände gebrannt.

Kaufunger Wald

Der Kaufunger Wald befindet sich im Landkreis Kassel und dem Werra-Meißner-Kreis in Hessen sowie im Landkreis Göttingen in Niedersachsen. Schöne tiefe Wälder im Wechsel mit Wiesen und Äckern bilden den Naturpark Meißner-Kaufunger Wald. Die Region wurde durch die Gebrüder Grimm auch als das märchenhafte Reich von Frau Holle bekannt. Hier findest du aber nicht nur den sagenumwobenen »Frau Holle Teich«, sondern schöne Waldwege führen z. B. zum Bilsteinturm auf der Kuppe des Bilsteins oder in das zwischen Hühnerfeldberg und Kleinem Steinberg gelegene Moor Hühnerfeld.

Sehenswert: Die Eulenbäume im Kaufunger Wald, zwei Traubeneichen mit zahlreichen Hohlstellen, findest du direkt am Wanderweg von der Niester Königsalm in Richtung Helsa. Mehrere Personen haben Platz in dem hohlen Stamm einer der beiden Eichen, die einen Umfang von über 6,60 Metern hat.

Harz

Viele Kindheitserinnerungen und meine ersten Walderlebnisse verbinde ich mit den Kurzurlauben im Harz, der bis zur deutschen Wiedervereinigung für meine Eltern und viele andere Westberliner ein beliebtes Naherholungsziel war. Der Harz, das höchste Mittelgebirge Deutschlands, liegt an einem Schnittpunkt von Niedersachsen, Sachsen-Anhalt und Thüringen. In diesem großen Waldnationalpark erwarten dich ausgedehnte Waldgebiete, wilde Flüsse und Stauseen, tiefe Täler sowie mit dem »Brocken« (ca. 1.140 m) der höchste Berg in Nord- und Mitteldeutschland.

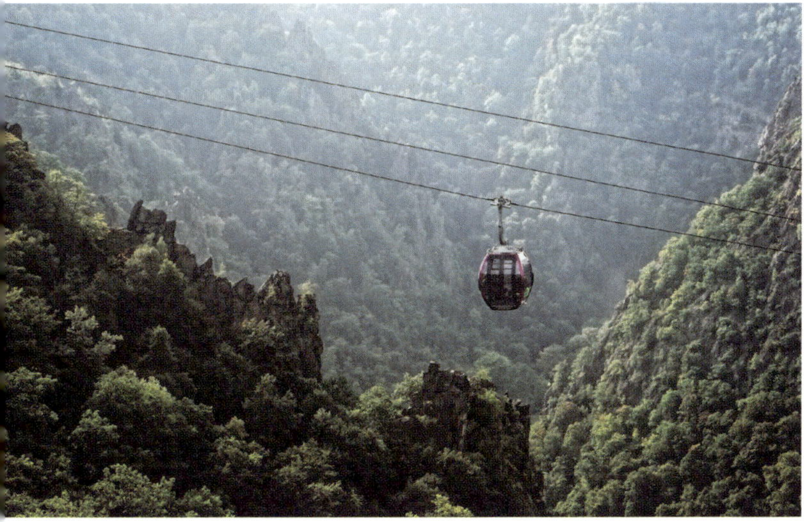

Mein Tipp: Der Weihnachtsmarkt auf dem historischen Marktplatz in der UNESCO-Weltkulturerbe- und Kaiserstadt Goslar im Harz gehört wirklich zu den schönsten in Deutschland. Einfach bezaubernd ist der nahe der Marktkirche gelegene »Weihnachtswald« mit den von Tausenden Lichtern angestrahlten Tannenbäumen.

Schon gewusst?

»Mein Haus, mein Auto, mein Wald …«: Deutschland ist auch ein Land der Waldbesitzer. Rund 44 % unserer Wälder sind im Privatbesitz von fast 2 Millionen Menschen. Der Rest ist in Staatsbesitz bzw. gehört den Bundesländern, Städten und Gemeinden.

Spreewald

Diese einzigartige Waldlandschaft in Brandenburg solltest du auf jeden Fall einmal besuchen, wenn du die Gelegenheit dazu hast. Durch den Spreewald, Teil des UNESCO-Biosphärenreservats schlängelt sich ein riesiges Netz aus Fließgewässern, die durch Kanäle noch erweitert wurden. Die so entstandenen größtenteils natürlichen Moor- und Auengebiete ergeben zusammen mit den Wäldern, in denen Erlen, Kirschen, Weiden, Eschen, Eichen, Ahorn und Birken zu finden sind, ein außergewöhnliches Landschaftsbild.

Frankenwald

In Bayern »ganz oben« oder, wie meine Münchner Freunde immer sagen, »oberhalb der Weißwurstgrenze« befindet sich der Frankenwald. Der Bund Deutscher Forstleute verlieh dem Frankenwald 2017 die Auszeichnung »Waldgebiet des Jahres«.

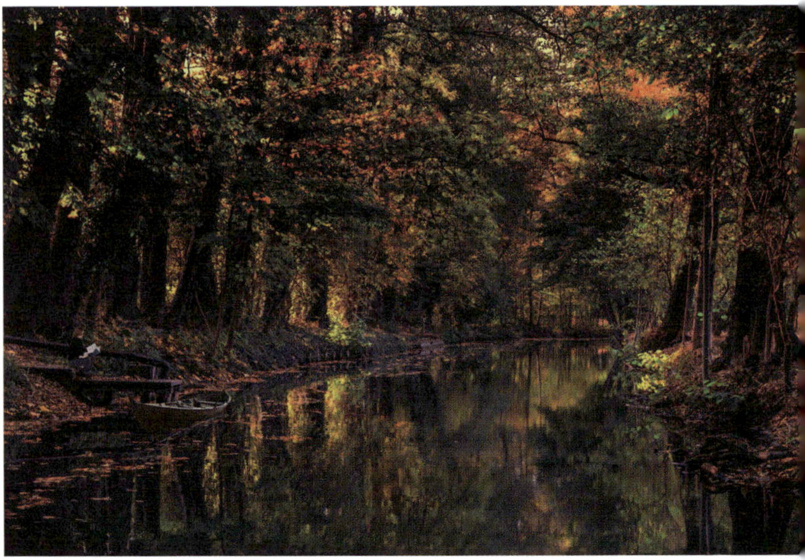

Im Naturpark Frankenwald wechseln sich weite Wälder an sanften Hängen mit stillen Wiesentälern ab, die häufig von kleinen Bächen und Flüssen durchzogen sind. Obwohl in Franken die Fichte als Hauptbaumart (ca. 75 %) vorkommt, weisen die fünf Frankenwald-Naturwaldreservate mittlerweile wieder deutlich höhere Anteile von Buche auf. Diese Buchenverjüngung war möglich, weil sich die Waldbestände dort seit rund 40 Jahren ohne unmittelbare Eingriffe des Menschen entwickeln konnten. Neben diesen schönen Wäldern bieten sich auch die Städte im Landkreis Kronach und Kulmbach für einen Besuch an.

Steigerwald

Ausgedehnte Buchen- und Eichenwälder, kleine fränkische Dörfer mit schönen Fachwerkhäusern in historischen Ortskernen und viele traditionelle Bauten aus heimischem Sandstein, das macht den Steigerwald aus. Die schöne Lage des an Laubholz reichen Waldes an den Schnittpunkten von Nürnberg, Bamberg, Würzburg und Rothenburg ob der Tauber bietet eine erlebnisreiche Mischung aus uralten Wäldern und sonnigen Weinbergen.

Schon gewusst?

Holz besteht zu 50 % aus Kohlenstoff, den sich die Bäume beim Wachsen aus der Luft holen. Für jedes Kilogramm Holz werden der Atmosphäre rund zwei Kilogramm CO_2 entzogen. Eine 100-jährige Fichte hat so bis zu 1,8 Tonnen CO_2 aus der Atmosphäre entfernt. Durch die Wälder in Deutschland wird die Atmosphäre jährlich um rund 52 Millionen Tonnen Kohlendioxid entlastet.

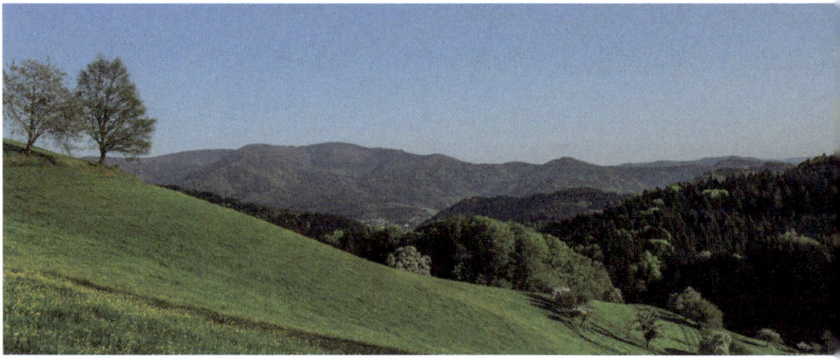

Schwarzwald

»Natur Natur sein lassen.« Unter diesem Motto wurde 2014 Baden-Württembergs erster Nationalpark gegründet, der Schwarzwald. Er besteht aus ausgedehnten, dunklen Mischwäldern mit den charakteristischen Weißtannen. Die deutsche Bezeichnung »Weißtanne« beruht zwar auf ihrer silbergrauen Rinde, aber anders als der Name vermuten lässt, erscheinen ihre dunkelgrünen Nadeln aus der Ferne fast schwarz – deshalb die Bezeichnung »Schwarzwald«.

Das rund 10.000 Hektar große Schutzgebiet bietet Waldbegeisterten neben tiefen Wäldern auch fantastische Weitblicke in die Rheinebene und lädt dich ein, auf schmalen Pfaden und zahlreichen Wanderwegen die Natur zu entdecken. Für Momente des Innehaltens sorgen unterwegs die zahlreichen Wasserfälle, am schönsten sind wohl die »Allerheiligen Wasserfälle« bei Oppenau, die sich auf 7 Kaskaden fast 90 Meter von den Felsen des Schliffkopf, Hundskopf und Schwabenkopf hinabstürzen.

Schon gewusst?

Die Weißtanne war auch als »Holländertanne« bekannt, da die langen und gerade gewachsenen Tannen besonders gut als

Pfähle für den Hausbau im sandigen und nassen Untergrund sowie für Schiffsmasten geeignet waren. Vom 17. bis hinein ins 19. Jahrhundert wurden aus dem Schwarzwald die Stämme der Weißtanne in das waldarme Holland geflößt.

Gespensterwald in Mecklenburg-Vorpommern

Als Letztes möchte ich noch einen Wald erwähnen, der eigentlich nicht wirklich in die Liste der großen und bekannten Waldgebiete gehört, aber trotzdem eine eigenartige Faszination auf die Besucher ausübt. In Mecklenburg-Vorpommern am westlichen Ortsrand von Nienhagen befindet sich direkt an der Steilküste ein kleines Waldgebiet mit dem Namen »Gespensterwald«. Diesen Namen verdankt es den bizarren Formen der Bäume, die vor allem bei Dämmerung und Nebel für eine geheimnisvolle Stimmung sorgen. Sein ungewöhnliches Aussehen erhielt der Wald im Laufe vieler Jahrzehnte durch die salzhaltige und feuchte Seeluft sowie den ständigen Wind. Der kleine »Gespensterwald« bietet eine ungewöhnliche Mischung aus Strandspaziergang und Waldspaziergang und ist ein etwa 100 Meter breites und 1,3 Kilometer langes Teilstück des 180 Hektar großen Mischwaldgebietes Nienhäger Holz.

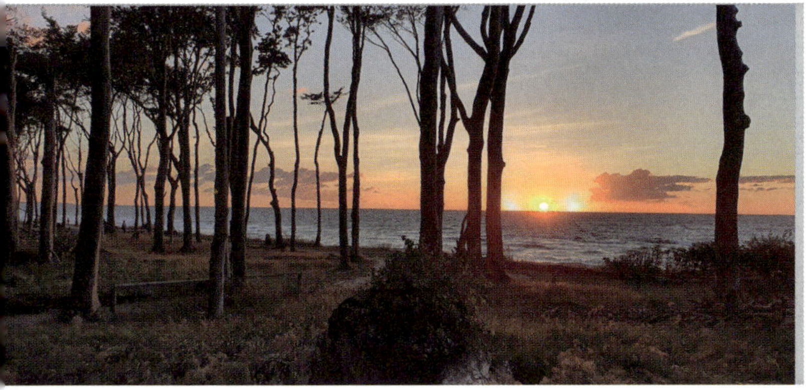

Über die Faszination des Waldes – 2. Teil

»Der Wald ist eine Komposition der leisen Töne.«

Klaus Ender

Zum Ende meines Buches möchte ich gerne noch einmal einige »Waldverliebte« zu Wort kommen lassen. Vielleicht findest du dich in einem dieser Statements wieder – in einem Punkt stimmen alle überein: Es gibt unendlich viele Gründe, den Wald zu lieben und die Zeit darin zu genießen ...

Und auch du bist jederzeit dazu eingeladen, die Faszination und Heilkraft des Waldes zu entdecken.

Warum fasziniert dich der Wald so besonders?

»Der Wald ist eine wundervolle Komposition aus Tönen, Farben und Gerüchen.« (Elisabeth, 51 Jahre)

Im Internet las ich einmal den Satz *»Der Wald ist eine Komposition der leisen Töne«* und das ging mir nicht mehr aus dem Kopf. Es passt genau zu dem, was ich empfinde, wenn ich allein im Wald bin: Alles passt irgendwie zusammen, die Farben der Blätter und Bäume, der Geruch der Pflanzen, das Zwitschern der Vögel und manchmal die völlige Stille. Es ist wie eine Komposition, die nur für mich und nur für diesen einen Augenblick geschrieben wurde. Und diese besonderen Momente im Wald verzaubern mich völlig ...

»Der Wald schenkt mir Geborgenheit.« (Sina, 30 Jahre)
Mein Papa war schon immer vom Wald begeistert und hat auch mich zu einem Waldfan gemacht. Als kleines Mädchen war es mein absolutes Highlight, wenn wieder mal ein »Papa-Tochter-Waldtag« anstand, am liebsten verbunden mit Kochen im Wald und Übernachtung unter dem Sternenhimmel. Besonders erinnere ich mich aber an die Geborgenheit, die ich fühlte, wenn ich nachts in Decken eingehüllt Hand in Hand neben ihm einschlief. Für mich ist der Wald seit damals so etwas wie ein geschützter Raum, dort finde ich auch in stressigen Momenten sehr schnell wieder Ruhe und Geborgenheit.

»Weil es nichts Schöneres gibt.« (Jens, 45 Jahre)
Menschen wie mich bezeichnet man als Bushcrafter. Vereinfacht gesagt, ist Bushcraft die Kunst, im Freien zu leben und dafür Fertigkeiten und Techniken unserer Vorfahren zu nutzen. Es ist schon erschreckend, wie wenige nur noch in der Lage sind, sich in einer Notlage im Wald einen schützenden Unterstand zu bauen, ohne Streichhölzer ein Feuer zu entfachen oder wieder aus einem Wald herauszufinden. Mich begeistert es einfach, in unserer völlig übertechnisierten Welt für einige Tage mit minimaler Ausrüstung im Wald unterwegs zu sein. Es ist seit Jahren meine schönste Freizeitbeschäftigung, auf diese Art ständig neues Wissen über Tiere und Pflanzen zu sammeln und dabei zumindest für kurze Zeit nachhaltig und schonend von den Ressourcen des Waldes zu leben.

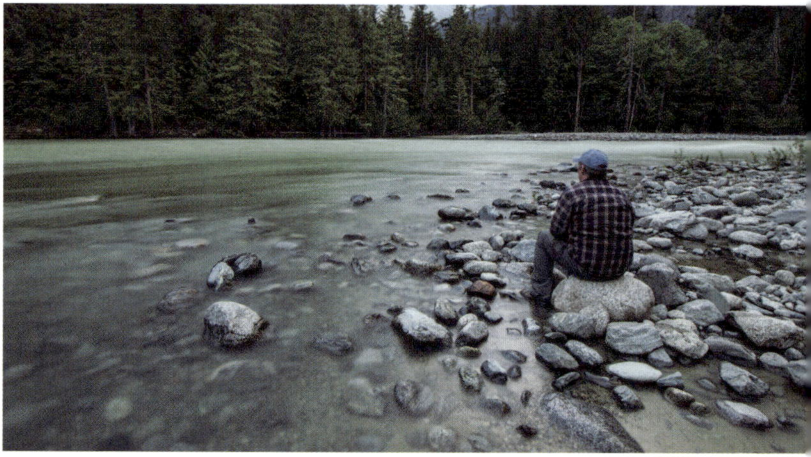

»Weil ich im Alltag auch mal Stille brauche.« (Alexandra, 49 Jahre)
Ich bin ein typischer Familienmensch und glücklich über meinen Mann und meine beiden Söhne. Aber etwas gibt es, das ich nicht gerne mit ihnen teile: meine tägliche Stunde in dem Wald direkt am Ort, wo ich morgens oder abends mit unserem Familienhund Benny unterwegs bin. Ich brauche diese »stille Zeit« für mich, auch als Ausgleich für die Büroarbeit mit ständigem Termindruck. Hier im Wald kann ich tun und lassen, was ich will. Mein Handy ist aus und der Alltag hat für eine Stunde Pause. Mein bester »Coach« in Sachen Waldbaden ist dabei übrigens Benny – es ist absolut inspirierend, einen Hund zu erleben, der mit Begeisterung und allen Sinnen die Eindrücke des Waldes wahrnimmt und genießt.

»Weil es auch schlechtes Wetter gibt und ich im Wald meinen Körper wieder intensiv spüren kann.« (Thorsten, 57 Jahre)
Nachdem ich jahrelang im Außendienst unterwegs war und Wälder eigentlich nur vom Vorbeifahren her kannte, habe

ich aufgrund gesundheitlicher Probleme zum Glück den Wald für mich entdeckt, anfangs allerdings nur als »Schönwetter-Spaziergänger«. Ab in die Natur ... – bei Sonne und blauem Himmel kann das jeder. Aber richtig unvergesslich wird das Waldwandern für mich erst bei Regen: Völlig durchnässt weitergehen, sich den Kräften der Natur stellen und die Änderungen des Wetters oder der Jahreszeiten bewusst wahrnehmen. Dazu kommt noch das wiedererwachte Gefühl für den Körper. Im Büro und beim Fernsehen auf der Couch vegetieren wir im Vergleich zu dem Leben unserer Vorfahren nur noch vor uns hin. Im Wald ist das völlig anders, mein Körper wird aktiviert, meine Sinne wie das Sehen und Hören fahren hoch und ich spüre, wie mein Körper funktioniert und meine Muskeln in Bewegung sind. Für mich sind die Stunden im Wald Leben pur.

»Weil fast jeder den Wald genießen kann.« (Maria, 74 Jahre)
Der Wald kennt keine Altersbeschränkung. Egal ob jung, alt, klein, groß, dünn oder dick – jeder kann es. Für einen Waldspaziergang brauche ich kein besonderes Talent oder große Fitness. Auch gehbehinderten Menschen wie mir tut es gut, in Bewegung zu bleiben. Das Schöne im Wald ist, dass ich dort mein Tempo selbst wählen kann, niemand hetzt mich und ich genieße es, die Schönheit rechts und links vom Weg in mir aufzunehmen. Meine Mutter hat früher immer gesagt, dass das Laufen, also das Unterwegssein auf eigenen Beinen fest zu unserer Natur gehört und in unseren Herzen und unserem Hirn verankert ist. Stimmt, und deshalb werde ich weiterhin in den Wald gehen, solange es meine Gesundheit erlaubt.

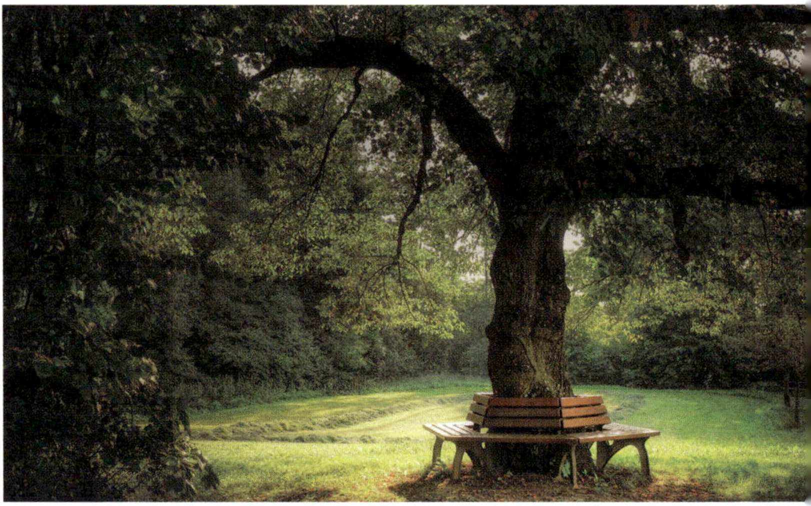

»Weil der Wald für mich die schönste Kirche der Welt ist.« (Nicole, 34 Jahre)

Für ein Gebet oder zum Nachdenken gehe ich am liebsten in den Wald. Ich finde viele Kirchen und Kathedralen wirklich beeindruckend und bewundere, dass Menschen so etwas Schönes schaffen konnten. Aber der Wald ist die natürlichste Form der Kirche – die Stille, die direkte Sicht auf die Vielfalt der Schöpfung und die ruhige Gelassenheit der Bäume um mich herum machen es mir leichter, zu mir zu kommen und aus meinem Innersten heraus meinen Glauben zu fühlen. Die Dankbarkeit für das Leben, die ich bei meinen persönlichen kleinen Andachten im Wald empfinde, gibt mir immer wieder neue Kraft für den täglichen Stress. Es hört sich vielleicht komisch an, aber für mich ist es wie ein »Auftanken bei Gott«.

»Weil es den Wald auch außerhalb des Urlaubs gibt.« (Reinhard, 62 Jahre)

Unsere Familienurlaube gehen abwechselnd entweder ans Meer oder in die Berge. Der Wald spielt dabei keine große Rolle, obwohl wir auch schon mal im Schwarzwald und im benachbarten Elsass waren und dort eine schöne Woche erlebt haben. Aber unabhängig von diesen geplanten Jahresurlauben ist der Wald für mich einfach der entspannteste Naturraum und am besten für eine Wochenenderholung geeignet. Wenn wir in den Wald gehen, fühle ich mich dort sofort heimisch, es ist wie ein Schritt unter ein schützendes Dach – ich kann hier wunderbar abschalten. Und egal, wie oft ich schon im Wald war, jeder Tag ist anders, ich komme fast immer mit neuen Eindrücken nach Hause.

»Weil es Rastpausen und kleine Picknicks gibt.« (Melanie, 32 Jahre)

Wir sind am liebsten mit unseren Kindern im Wald unterwegs und ganz klar: Ein Picknick gehört immer dazu. Eine Bank, ein Plätzchen im Moos oder die Decke auf einer Waldlichtung ausbreiten – so eine Rast oder ein Picknick ist nicht nur wichtig für die körperliche Erholung oder den leeren Magen, sondern tun auch der Seele gut. Zeit für eine Pause, die Beine baumeln lassen und dem Vogelgezwitscher und Blätterrauschen zuhören, da kommen wir alle zur Ruhe und Besinnung. Auch die Kinder machen gerne mit, wenn wir Erwachsenen einfach mal die Augen schließen und gleichmäßig und ruhig atmen. Das mitgenommene Picknick wird von uns wie ein kleines Festmahl gefeiert und wir merken wieder, wie lecker doch ein Apfel oder ein Stück Brot mit Käse sein kann.

Und – was magst du am Wald besonders?

Leider würde es den Rahmen dieses Buches sprengen, all die vielen schönen Impulse und Gedanken, die mir andere Waldverliebte auf meine Frage hin geantwortet haben, hier wiederzugeben. Darunter waren z. B. noch:

»Weil der Wald für mein Lebensgefühl steht.«
»Weil es zum Glück überall Wälder gibt.«
»Weil man nach einem langen Waldspaziergang abends so schön einschlafen kann.«
»Weil das Waldwandern schlank und fit macht.«
»Weil man im Wald so gut über Probleme und Lösungen nachdenken kann.«
»Weil man fast immer und überall Waldbaden kann.«

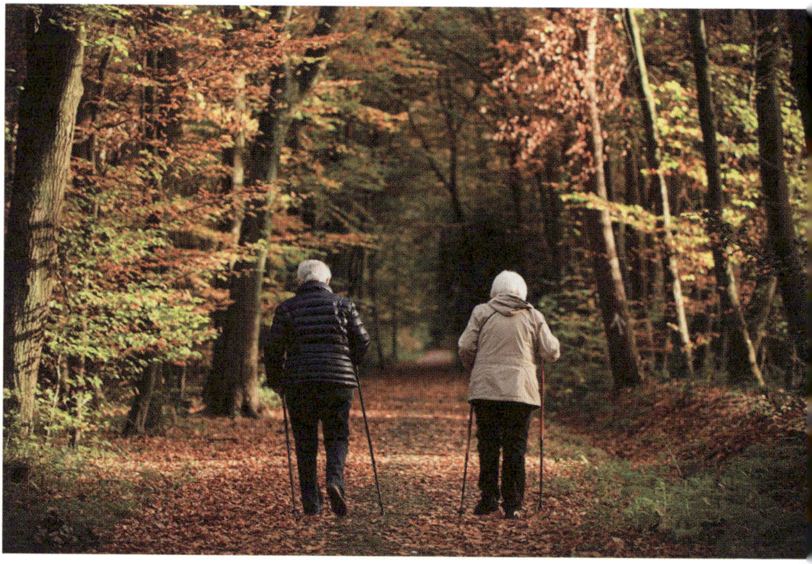

Schon gewusst? –
Noch einige spannende Infos zum Schluss ...

Der älteste Baum Deutschlands steht im hessischen Ort Schenklengsfeld. Überlieferungen zufolge wurde die Sommer-Linde (Tilia platyphyllos) bereits im Jahr 760 gepflanzt und ist damit über 1.200 Jahre alt.
Der älteste Baum der Welt ist vermutlich eine Fichte mit dem Namen »Old Tjikko« im schwedischen Nationalpark Fulujället und soll ca. 10.000 Jahre alt sein. Das Alter bezieht sich allerdings auf das Wurzelsystem des Baumes, das beim Absterben eines Stammes einfach wieder einen neuen gebildet hat. Der Stamm selbst ist schätzungsweise nur einige hundert Jahre alt.

Höher, dicker, tiefer ...
Der höchste Baum in Deutschland ist eine Douglasie in der Nähe von Freiburg mit fast 70 Metern Höhe, den größten Umfang dagegen hat wohl die »Tausendjährige Linde« von Heede im Emsland. Um diese Sommerlinde mit ihrem Stammumfang von über 18 Metern gemeinsam zu umfassen, benötigt man 13 Erwachsene. Am tiefsten stößt die Wurzel einer Eiche vor, sie geht bis zu 2,50 Meter in den Boden.

Der Pfälzerwald im Südwesten von Rheinland-Pfalz ist das größte zusammenhängende Waldgebiet in Deutschland und macht damit Rheinland-Pfalz zu einem der Bundesländer mit dem größten Waldanteil in Deutschland. Diesen ersten Platz teilt es sich mit Hessen, das ebenfalls zu ca. 42 % mit Wald bedeckt ist.

Schlusswort

Der Wald ist ein besonderes Geschenk für uns alle und vielleicht konnte dir mein Buch einige neue Türen zu deinem ganz persönlichen Walderlebnis öffnen. Ich wünsche dir viele schöne und erholsame Stunden in der Natur und würde mich über ein Feedback zum Buch, deine Erfahrungen und Verbesserungsvorschläge an meine E-Mail-Adresse walderleben@PeterButenuth.de sehr freuen.

Kleine Danksagung

Danke an …

- Anne-Ruth Meiß, meine Verlegerin, für ihr Vertrauen und immer hilfreiche Unterstützung als Lektorin.
- Maik Haas, meinen langjährigen und besten Freund, für die vielen gemeinsamen Stunden in der Natur und die guten Gespräche über Gott und die Welt, zu denen uns der Wald so oft inspiriert hat.
- alle ehrenamtlichen Rangerinnen und Ranger im Nationalpark Kellerwald-Edersee (und in vielen anderen Waldgebieten) für ihr großes Engagement und ihre Begeisterung!

Register/Stichwortverzeichnis

Literatur- und Quellenhinweise/ Leseempfehlungen

Bücher:

Der Kosmos Waldführer, Franckh Kosmos Verlag

Unter freiem Himmel: Eine Anleitung für ein Leben in der Natur, Heyne Verlag

Walden oder Leben in den Wäldern, Nikol Verlag

Im Wald: Die Weisheit der Schöpfung für unser Leben entdecken, SCM Verlag

Waldwandern: Von der Sehnsucht nach Wildnis …, Penguin Verlag

Wald tut gut!, AT Verlag

Arbeitsraum Natur, Springer Verlag

Im Wald: Kleine Fluchten für das ganze Jahr, NG Taschenbuch

Waldbaden: Waldtherapie, Christian Verlag

Der WALDEN Field Guide, Ullstein Verlag

Gebrauchsanweisung für den Wald, Piper Verlag

Henry David Thoreau: Waldgänger und Rebell, Suhrkamp Verlag

Strategien der Natur, Benevento Verlag

Mit der Wildnis verbunden, Franckh Kosmos Verlag

Internet:

www.nabu.de
www.wwf.de
www.forsterklaert.de
www.pflanzenfreunde.com
www.wald.de
www.heilpraxisnet.de
www.kostbarenatur.net
www.gartenjournal.net
www.waldbaden.com

Mehr von Peter Butenuth

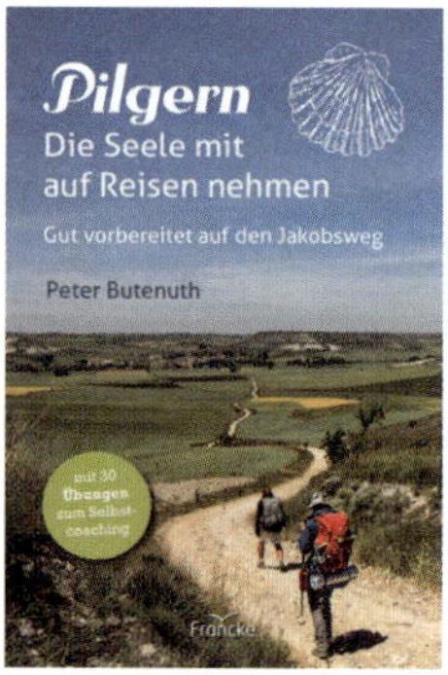